CLEMENS G. ARVAY
Corona-Impfstoffe: Rettung oder Risiko?

Weitere Titel des Autors:

Wir können es besser

Titel auch als Hörbuch erhältlich

Über den Autor:

Clemens G. Arvay ist Biologe und Autor mit dem Schwerpunkt Gesundheitsökologie. Mit seinem Spiegel-Bestseller *Wir können es besser* hat er eine umfassende Abhandlung über die Corona-Pandemie aus ökologischer Sicht vorgelegt. Außerdem hat er sich als fundierter Kritiker der verkürzten Sicherheitstests für Corona-Impfstoffe einen Namen gemacht und darüber auch in medizinischen Zeitschriften publiziert. Arvay ist im renommierten österreichischen Forum Wissenschaft & Umwelt (FWU) für den Bereich »Biodiversität und Gesundheit« zuständig.

Clemens G. Arvay

CORONA-IMPFSTOFFE: RETTUNG ODER RISIKO?

Wirkungsweisen, Schutz und
Nebenwirkungen der Hoffnungsträger

QUADRIGA

Die Inhalte in diesem Buch sind von Autor und Verlag sorgfältig erwogen und geprüft worden und basieren auf Studien und Erkenntnissen, die bis zum Redaktionsschluss (18.01.2021) vorlagen. Studien und Erkenntnisse, die nach Redaktionsschluss veröffentlicht wurden, führen möglicherweise an der ein oder anderen Stelle zu anderen Schlussfolgerungen. Die Inhalte und Angaben in diesem Buch bieten auch aus diesem Grund keinen Ersatz für einen persönlichen Arztbesuch und erfolgen ohne jegliche Gewährleistung oder Garantie seitens des Verlags oder des Autors. Eine Haftung des Verlags oder des Autors und seiner Beauftragten für Personen-, Sach- und Vermögensschäden ist ebenfalls ausgeschlossen.

Da Sachbücher ein besonders hohes Maß an Übersichtlichkeit und Lesbarkeit beanspruchen, wurde beim Verfassen des vorliegenden Buches weitgehend auf geschlechtsneutrale Formulierungen verzichtet. Sofern es aus dem Kontext nicht anders hervorgeht, sind stets Frauen wie Männer gleichermaßen gemeint und angesprochen.

Dieser Titel ist auch als Hörbuch und E-Book erschienen

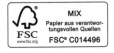

Originalausgabe

Copyright © 2021 by Bastei Lübbe AG, Köln
Titelillustration: © Sono Creative/Adobe Stock
Illustrationen im Innenteil: © shutterstock
Umschlaggestaltung: Guter Punkt, München
Satz: two-up, Düsseldorf
Gesetzt aus der Proforma
Druck und Verarbeitung: GGP Media GmbH, Pößneck
Printed in Germany
ISBN 978-3-404-07499-0

5 7 9 8 6

Sie finden uns im Internet unter quadriga-verlag.de

Inhalt

Vorwort 7

Einleitung 9

■ Teil 1 **Hintergrund** 13
  Biologie des Virus 15
  Biologie der Infektion 23
  Teleskopierung der Impfstoffsicherheit 29

■ Teil 2 **Wirkung genetischer Impfstoffe** 43
  Einteilung der genetischen Kandidaten 45
  RNA-Impfstoffe 47
  DNA-Impfstoffe 56
  Virale Vektorimpfstoffe 61

■ Teil 3 **Gibt es Langzeitnebenwirkungen und Spätfolgen?** 65
  Warum Langzeitbeobachtung wichtig ist 67
  Vielfalt potenzieller Spätfolgen 74

■ Teil 4 **Favoriten und zugelassene Kandidaten** 85
  Siegeszug der genetischen Impfstoffe 87
  Vektorimpfstoff: AstraZeneca & Vaccitech 92

mRNA-Impfstoffe: BioNTech & Pfizer, Moderna und CureVac   103

DNA-Favorit von Inovio   109

■ Teil 5 **Der versäumte Diskurs**   113

Wirksamkeit mit Fragezeichen   115

Schlussfolgerungen   126

Anmerkungen   130

▪ Vorwort

Die Corona-Krise und die daraus entstehenden Folgen stellen die Weltgemeinschaft vor bisher nicht bekannte Aufgaben. Entsprechend hitzig und kontrovers sind die Debatten über mögliche Lösungen. Unser Wertesystem scheint aus den Fugen zu geraten, und wichtige, bisher nie angezweifelte Regeln werden in Frage gestellt.

Viele Staaten hoffen, die Pandemie durch das rasche Impfen von möglichst vielen Menschen eindämmen zu können; große Hoffnungen knüpfen sich daran. Die Lösung, das Coronavirus vornehmlich durch Impfungen zu bekämpfen, ist jedoch nicht unumstritten. Können die bisherigen wissenschaftlich allgemein anerkannten Anforderungen an die Entwicklung von Impfstoffen auch im Falle von Corona-Impfstoffen eingehalten werden? Gibt es ausreichend Studien zur Wirksamkeit und zu den Nebenwirkungen? Ist es zu verantworten, so viele Menschen ohne die Erfahrungen von Langzeitstudien zu impfen?

Letztendlich ist die Entscheidung, ob sich jemand impfen lässt oder nicht, eine sehr persönliche und weitreichende. Jeder kann und soll sie für sich selbst treffen. Deshalb sollten alle Argumente für und gegen die Corona-Impfung offengelegt und vorbehaltlos erörtert werden. Nur so kann ein offener Diskurs stattfinden, und der ist auch nötig – schließlich wird die Impfung der gesamten Menschheit angeboten.

Der Biologe und Autor Clemens Arvay beschäftigt sich in diesem Buch auf wissenschaftlicher Basis mit dem aktuellen

Stand der Corona-Impfstoff-Entwicklung. Dadurch vermittelt er Menschen, die sich nicht sicher sind, ob sie sich impfen lassen sollen oder nicht, zahlreiche wichtige Informationen und gibt ihnen so einen Orientierungsrahmen. Ich begrüße es sehr, in der Impffrage die nötige Sachlichkeit herzustellen.

Im Januar 2021
Andreas Schöfbeck
Krankenkassenvorstand

Einleitung

Impfstoffe sind wichtige Arzneimittel und können sehr erfolgreich sein. Ebenso wichtig ist aber das Prinzip der Impfstoffsicherheit. Abstriche bei den Nachweisen der Sicherheit und Wirksamkeit von Impfstoffen könnten das Vertrauen der Bevölkerung in diese Art von Arzneistoffen beschädigen und einen weiteren Rückgang der Impfbereitschaft bewirken – auch bei erprobten und bewährten Vakzinen.

Es ist also sowohl ethisch als auch gesundheitspolitisch bedeutsam, das Prinzip der Impfstoffsicherheit hochzuhalten. Dieses wurde vor noch gar nicht allzu langer Zeit von Medizinern und Wissenschaftlerinnen teilweise gegen den Widerstand pharmazeutischer Unternehmen erkämpft.

Eine sorgfältige Evaluierung von Sicherheit und Wirksamkeit ist besonders wichtig, wenn es um neuartige Biotechnologien wie genetische Impfstoffe geht. RNA- und DNA-Impfstoffe waren vor COVID-19 in der Humanmedizin noch nie gegen eine Infektionskrankheit zugelassen. Bei viralen Vektorimpfstoffen, die ebenfalls zu den genetischen Impfstoffen zählen, liegen bislang nur wenige Erfahrungswerte aus der humanmedizinischen Praxis vor, und es gibt zahlreiche Fragezeichen.

Diese Fragezeichen in Bezug auf Wirksamkeit und Sicherheit der neuen COVID-19-Impfstoffe werden in diesem Buch ausführlich behandelt. Ich verfolge dabei den Anspruch, den wissenschaftlichen Diskurs über die Risiken der beschleunigten Testverfahren umfassend abzubilden. Dieser findet trotz der bereits vorliegenden Zulassungen nach wie vor bis in die Kreise renommierter medizinischer Fachjournale wie dem *British Medical Journal*, *New England Journal of Medicine* und *Nature* hinein statt. Die Kritik an den verkürzten Verfahren wird auch von international renommierten Expertinnen und Experten geteilt, deren Äußerungen in den Leit- und Massenmedien von Anfang an und insbesondere ab dem Zeitpunkt der ersten Zulassungen jedoch kaum berücksichtigt wurden. Daher braucht es ein Buch wie dieses, das den fehlenden Teil des Diskurses auf wissenschaftlicher Basis nachreicht und der Öffentlichkeit zur Verfügung stellt.

Im Verlauf meiner Betrachtungen wird auch ein grundlegendes Verständnis genetischer Abläufe in unseren Zellen sowie der Wirkungsweisen genetischer Impfstoffe vermittelt. Sie erfahren alles, was Sie benötigen, um die biologischen Zusammenhänge rund um die Impfstoffe sowie die Wirkungsweise der neuen Kandidaten zu verstehen und so eine persönliche Entscheidung über die Impfung treffen zu können. Daher ist es nötig, sich aufmerksam auf den Text einzulassen. Die Sprache im Buch ist jedoch so gewählt, dass auch Laien ohne biowissenschaftliche Vorbildung den Ausführungen folgen können. Somit bewegt sich das Buch im Grenzbereich zwischen Sach- und Fachbuch, ist aber für jede Leserin und jeden Leser verständlich.

Im Laufe dieses Buches wird auch deutlich werden, warum das Weglassen von Langzeitbeobachtungen und Wartezeiten, das die beschleunigten Testverfahren zwangsläufig mit sich bringen, zu Fragezeichen hinsichtlich Sicherheit und Wirksamkeit führt. Der medial häufig vermittelte Eindruck, dass Langzeitbeobachtung eigentlich entbehrlich ist, wird umfassend und mit anschaulichen Beispielen korrigiert.

Ich richte mich mit diesem Buch an differenziert denkende Menschen, die ihre persönliche Impfentscheidung auf umfassende Information aufbauen möchten. Eine Empfehlung für oder gegen einen Impfstoff wird auf den nachfolgenden Seiten nicht abgegeben. Das Buch verfolgt auch nicht das Ziel, bereits vergebene Zulassungen zu torpedieren oder Vor- beziehungsweise Nachteile für einzelne beteiligte Pharmaunternehmen zu bewirken. Es versteht sich ausschließlich als Informationsmedium, das einen berechtigten und wissenschaftlich begründbaren kritischen Diskurs zusammenfasst, der sich um die Frage dreht, wie groß die Abstriche bei Sicherheits- und Wirkungsnachweisen sind, wenn neuartige Impfstoffe in so stark verkürzten Testphasen geprüft werden, wie wir es bei den Kandidaten gegen COVID-19 erlebt haben.

Am Schluss des Buches werden die ethischen, sozialen und politischen Implikationen dieses kritischen Diskurses besprochen. Im Mittelpunkt wird dabei die Frage stehen, inwiefern eine moralisch, sozial oder politisch durchgesetzte Verpflichtung, sich die neuen Impfstoffe verabreichen zu lassen, nötig oder vertretbar wäre. Da ich davon ausgehe, dass es keinen *direkten* Impfzwang geben wird, befasse ich mich vorwiegend mit möglichen *indirekten* Verpflichtungen oder »Quasi-Verpflichtungen«, die durch Einschränkungen für Nicht-Geimpfte durchgesetzt werden könnten. Eine solche »Quasi-Verpflichtung« wird sich möglicherweise auch auf sozialen und moralischen Druck stützen, den Menschen aufeinander ausüben. Dieser ist gesellschaftlich bereits deutlich spürbar und lastet vor allem auf den Schultern jener, die sich bei den Impfstoffen ihre Skepsis bewahrt haben.

Damit ist das Buch auch ein Plädoyer gegen jede Art von Druck oder indirektem Zwang zur Impfung. Dabei wird auch deutlich werden, dass Skepsis bei den Schnellzulassungen der COVID-19-Impfstoffe nichts mit genereller Impfkritik oder Impfgegnerschaft zu tun hat, sondern wissenschaftlich begründbar ist.

Gleichzeitig stellt das Buch aber auch die Frage, in welcher Bevölkerungsgruppe eine freiwillige Durchimpfung anstrebenswert und sinnvoll sein kann.

Es ist ein Buch der Risiko- und Nutzen-Abwägung, frei von kommerziellen Interessen der pharmazeutischen Industrie.

Teil 1

■ Hintergrund

▪ Biologie des Virus

Als Wissenschaft vom Lebendigen befasst sich die Biologie mit den Lebensformen, beginnend bei den Einzellern über Pflanzen bis hin zu Tieren und Menschen, sowie mit deren Entstehung, Entwicklung, Funktion und gegenseitigen Beeinflussung. Die Biowissenschaften werden daher heute im deutschsprachigen Raum auch als »Lebenswissenschaften« bezeichnet. Im englischen Sprachraum hat sich dafür der Begriff *Life Sciences* durchgesetzt.

Obwohl Viren formal nicht zu den Lebewesen zählen, sind sie Forschungsgegenstand der Biologie. Ihnen fehlen zwei wichtige Eigenschaften, um die wissenschaftlichen Kriterien für Lebensformen zu erfüllen. Erstens haben sie keinen eigenen Stoffwechsel. Sie können also keine Nahrung aufnehmen und verwerten. Bakterien und andere Einzeller hingegen sind dazu in der Lage. Zweitens können sich Viren nicht aus sich selbst heraus vermehren. Weder sind sie dazu fähig, sich zu teilen und dadurch als Klone zu vervielfältigen, noch haben sie die Fähigkeit zur Verschmelzung, also zur einfachen sexuellen Fortpflanzung. Bakterien beherrschen beides – Teilung und Verschmelzung.

Diese Defizite machen Viren in hohem Maße abhängig von einem Wirtsorganismus. Viren vermehren sich in den Zellen von Pflanzen, Pilzen, Tieren und Menschen. Darüber hinaus nutzen sie Bakterien und pflanzliche sowie tierische Einzeller als Wirtsorganismen. Sie begleiten die Evolution aller Lebensformen. Um sich zu vermehren und zu existieren, müssen sie in die Zellen ihrer Wirtsorganismen eindringen und diese dazu bringen, ihre Vervielfältigung zu übernehmen. Während Bakterien zu den Lebewesen zählen, sind Viren im Grunde nichts anderes als organische Partikel, die ihren eigenen Bauplan mit sich tragen.

Der Bauplan der Viren kann entweder als DNA oder als RNA vorliegen. Beides sind Nukleinsäuren. Das sind die Träger des genetischen Codes. DNA oder DNS steht für Desoxyribonukleinsäure (englisch: desoxyribonucleic acid). Jeder kennt die berühmte Doppelhelix-Struktur der DNA. Lassen Sie uns also in aller Kürze gemeinsam das Wissen aus dem Biologieunterricht auffrischen: Die beiden Stränge der DNA sind im Normalzustand ineinander verwoben wie zwei gegenläufige Wendeltreppen. Jeder der beiden Stränge weist eine spezifische Abfolge von Basen auf, sogenannten Nukleinbasen. Ihre chemischen Bezeichnungen lauten Adenin, Guanin, Thymin und Cytosin. Sie haben die Angewohnheit, stets mit einer bestimmten Base als Paar vorzuliegen, die sich folglich im gegenüberliegenden Strang der DNA befindet. Es liegen immer Adenin und Thymin sowie Guanin und Cytosin einander gegenüber. Wegen dieser Paarungsregel lässt sich der gegenüberliegende Strang auch dann rekonstruieren, wenn nur ein Strang vorhanden oder bekannt ist.

Die Basenpaare sind mit Wasserstoffbrücken miteinander verbunden, sodass die beiden Stränge der DNA-Doppelhelix zusammenhalten. Im menschlichen Genom liegen etwa drei Milliarden Basenpaare vor. Die Abfolge dieser Basen stellt den Code für die Herstellung von Eiweißverbindungen dar, also von Proteinen. Diese Codierung funktioniert nach einem ähnlichen Prinzip wie die Abfolge von Nullen und Einsen in der

Computersprache. Im Fall der DNA werden anstatt Computerprogrammen Proteine codiert. Diese bauen unseren Körper auf und gewährleisten die Funktionen unserer Organe.

So besteht beispielsweise die menschliche Augenlinse aus einer hochkonzentrierten Lösung mit Proteinen. Ein spezielles Protein namens Alpha-A-Kristallin sorgt dafür, dass die Proteine unserer Augenlinse nie miteinander verklumpen. Das Strukturprotein von Bindegewebe, Haut, Fasern, Sehnen, Bändern, Knochen und Knorpeln ist das Kollagen. Es verleiht dem Gewebe Stabilität und Festigkeit. Für die Elastizität von Bindegewebe, Haut, Lunge und Blutgefäßen ist wiederum das Elastin zuständig – ein Protein, das elastische Fasern bildet und unserem Körpergewebe Spannkraft verleiht.

Manche Proteine sind äußerst komplex und funktionsfähig. So gehören etwa auch unsere Verdauungsenzyme zu den Proteinen. Der menschliche Organismus besteht nach aktuellen Schätzungen aus 100 000 bis 400 000 unterschiedlichen Proteinen. Sehr einfach gesagt: Unser Genom enthält Proteinbaupläne und somit die Rezepte für den Aufbau und die Funktionsweise unseres gesamten Körpers. Die Abfolge der Basenpaare ist der Code für diese Baupläne. Bei Tieren, Pflanzen, Pilzen und Bakterien ist es genauso.

DNA ist bei allen Lebewesen der Träger der Erbinformation. Auch manche Viren beruhen auf DNA. Beispiele für DNA-Viren, die in der Humanmedizin eine Rolle spielen, sind die Erreger der Pocken, Dellwarzen, Hepatitis B sowie Herpesviren, Adenoviren, Humane Papillomaviren (HPV) und das Epstein-Barr-Virus, welches das Pfeiffersche Drüsenfieber auslöst.

Im Pflanzenreich spielen zum Beispiel Geminiviren eine wichtige Rolle. Diese DNA-Viren befallen auch Garten- und Ackerpflanzen und lösen zunächst eine wellenartige Verzer-

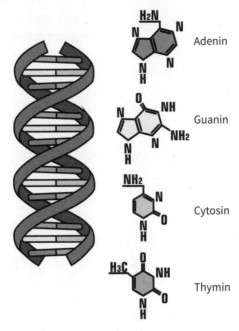

Die DNA-Doppelhelix

rung des Blattes aus. Das Bohnen-Goldmosaik-Virus und das Tomaten-Goldmosaik-Virus sind Beispiele für Geminiviren, die im Blattgewebe zu goldgelben, mosaikartigen Verfärbungen führen. Diese Symptome sehen zwar schön aus, stören aber die Photosynthese, die im Blattgrün abläuft. Im fortgeschrittenen Stadium der Infektion bilden sich sogenannte Nekrosen, vertrocknete Stellen an den Blättern und am Stängel. Wenn diese auch die Gefäße der Pflanze betreffen – die sogenannten Leitbündel, in denen ähnlich wie in unseren Blutgefäßen Flüssigkeiten, Zucker und gelöste Nährstoffe transportiert werden –, kann die virale Infektion zum Absterben der Pflanze führen.

Anders als bei manchen Viren aus dem Tierreich geht von Pflanzenviren keine Gefahr für den Menschen aus. Deswegen wird ihr Einsatz bei Impfstoffen in der Humanmedizin erforscht. Pflanzliche Viren zeichnen sich durch ihre außergewöhnlich geordnete Struktur mit sich wiederholenden Mustern aus, vergleichbar mit dreidimensionalen geometrischen Formen oder Eiskristallen. Neue Biotechnologien setzen darauf, diese geordneten Strukturen für den Transport bestimmter Antigene in die menschliche Zelle zu nutzen, um eine Immunantwort auszulösen. Solche Impfstoffe auf Basis von Pflanzenviren könnten – sofern Sie sorgfältig ausgearbeitet und ausreichend getestet werden – in der Zukunft eine wichtige Rolle in der Impfstoffentwicklung spielen.

Bei der überwiegenden Anzahl der Viren liegt der Bauplan als RNA oder RNS vor. Dieses Akronym steht für Ribonukleinsäure (englisch: ribonucleic acid). Die RNA ist ähnlich aufgebaut wie die DNA, liegt aber in der Regel nur als einzelner Strang vor. Davon gibt es Ausnahmen, denn RNA kann abschnitts- oder zeitweise auch doppelsträngig vorliegen. Eine kleine Anzahl von RNA-Viren verfügt sogar generell über ein Genom aus doppelsträngiger RNA.

Wie die DNA besteht die RNA aus einer Abfolge von Basen. Drei davon sind dieselben wie in der DNA: Adenin, Guanin und Cytosin. Nur die vierte Base heißt in der RNA nicht Thymin, sondern Uracil. Das Prinzip ist dasselbe: Die Abfolge der Basen der RNA stellt den Code für die Herstellung von Proteinen dar.

Im Fall der RNA-Viren ist der gesamte Virus-Bauplan in der RNA codiert. Man spricht daher von viraler oder genomischer RNA, um zu verdeutlichen, dass hier die RNA der Träger der Erbinformation ist. Wie wir noch sehen werden, gibt es verschiedene Formen und Stadien von RNA, die im Rahmen gene-

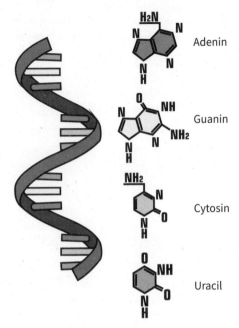

Die RNA liegt meist als einzelner Strang vor

tischer Prozesse eine Rolle spielen. In der Biologie werden sie voneinander unterschieden, indem Kleinbuchstaben vorangestellt werden. Das Genom der RNA-Viren wird als *vRNA* bezeichnet (für »*virale RNA*«).

Beispiele von RNA-Viren in der Humanmedizin sind die Erreger von Masern, Mumps, Tollwut, Polio, Ebola, Hepatitis A, C und E sowie Rhinoviren, Influenzaviren, Parainfluenzaviren und HI-Viren. In der Pflanzenwelt befällt das Zucchini-Gelbmosaik-Virus die gesamte Familie der Kürbisgewächse einschließlich Zucchini-, Gurken- und Melonenpflanzen. Es handelt sich um ein RNA-Virus, das Symptome wie Gelbfärbung der Blätter auslöst und zu stark deformierten Früchten und

Kümmerwuchs führt, wenn es nicht rechtzeitig erkannt und behandelt wird. Dieser Erreger kann daher schwere Ernteausfälle verursachen.

Der humanpathogene Erreger SARS-CoV-2, der die Lungenkrankheit COVID-19 auslösen kann, gehört zur Familie der Coronaviren. Auch diese zählen zu den RNA-Viren, wobei die virale RNA bei ihnen als Einzelstrang vorliegt. Coronaviren sind, wie alle Viren, so klein, dass sie nur mit einem Elektronenmikroskop sichtbar gemacht werden können. In einer Maßzahl ausgedrückt beträgt ihr Durchmesser ungefähr 120 Nanometer oder 0,00012 Millimeter. Ihre Form ist kugelig, ähnlich wie auf den Abbildungen zu sehen, die uns seit Anfang 2020 in den Medien fast täglich begegnen. Die virale RNA (vRNA) des Coronavirus befindet sich ringförmig angeordnet etwa in der Mitte des Partikels und ist von einer Hülle umgeben, die sehr einfach aufgebaut ist. Sie besteht aus einer doppelten Lipidschicht.

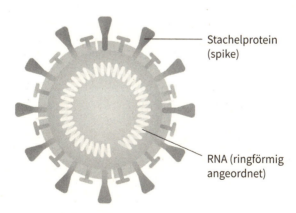

Das Genom der Coronaviren liegt als virale RNA (vRNA) vor und ist von einer Hülle umgeben, in die Proteine eingelagert sind (z. B. Stachelproteine).

Lipide sind chemische Verbindungen, die sich in Wasser nicht lösen. Sie bilden in der Biologie zum Beispiel Trennschichten zwischen verschiedenen Bereichen einer Zelle oder eben Umhüllungen. Solche Trennschichten und Umhüllungen nennt man Membranen. In die Hülle des Coronavirus sind Proteine eingelagert, die dem Virus seine charakteristische Oberfläche verleihen. Darunter befinden sich auch die Stachelproteine (spikes). Ein einzelnes Virus wird als Virion bezeichnet.

Biologie der Infektion

Gelangen solche Virionen von SARS-CoV-2 auf die menschliche Schleimhaut, setzen sie Abläufe in Gang, um ins Innere der Zellen vorzudringen. Dabei dürften sie es vor allem auf bestimmte Zellen im Nasenrachenraum und speziell in den Bronchien abgesehen haben, und zwar auf die Vorläufer der späteren Schleimhautzellen des Atemtrakts, auf denen sich auch die Flimmerhärchen entwickeln. Diese Vorläuferzellen besitzen besonders viele Rezeptoren, also Aufnahmestellen, an die SARS-CoV-2 mit seinem Stachelprotein andocken kann. Man nennt sie ACE2-Rezeptoren.[1]

Mittlerweile ist auch belegt, dass Rauchen das Risiko einer schweren COVID-19-Infektion signifikant erhöht, weil Zigarettenrauch die Bildung von ACE2-Rezeptoren anregt.[2] Eine Hypothese besagt, dass der menschliche Organismus auf die chronische Unterversorgung mit Sauerstoff, die bei Rauchern oft feststellbar ist, mit der vermehrten Bildung dieser Rezeptoren reagiert. Hinzu kommt, dass Zigarettenrauch die Funktion der Flimmerhärchen beeinträchtigt, deren Aufgabe es ist, die Schleimhäute zu reinigen und Viren aus dem Atemtrakt zu entfernen, bevor sie in Zellen eindringen können.

Die Flimmerhärchen sind die erste, aber nicht die letzte Chance des Immunsystems, eine Infektion zu verhindern. Sie befördern Schadstoffe und Krankheitserreger aus den Atemwegen und in Richtung Rachen. Von dort werden sie geschluckt und durch die Magensäure neutralisiert.

Während Feinstaub und Zigarettenrauch die Funktion der Flimmerhärchen beeinträchtigen, wird diese durch positive Einflüsse unterstützt. Ein Beispiel dafür sind Elektroaerosole, die im Nahbereich von Wasserfällen und in Wäldern vor allem nach Regengüssen in hoher Konzentration in der Luft vorhanden sind. Sie entstehen durch die Reibung des herabstürzenden Wassers oder des Regens, der durch das Kronendach prasselt. Dabei entsteht die sogenannte Wasserfallelektrizität, die Luftteilchen elektrisch negativ auflädt. Sie werden zu Anionen. Diese verbinden sich mit feinsten Wasserpartikeln, mit denen sie Elektroaerosole bilden. Beim Einatmen befeuchten die Elektroaerosole unsere Schleimhäute und geben gleichzeitig die elektrisch negativen Ladungen (also Elektronen) an unsere Flimmerhärchen ab, mit der Folge, dass deren Bewegung beschleunigt und ihre Abwehrfunktion verbessert wird.[3] Ob wir uns nach dem Kontakt zu Atemwegsviren infizieren, hängt von vielen Faktoren und Einflüssen ab. Dieses Spiel der Kräfte beginnt bereits beim ersten Kontakt an unseren Flimmerhärchen.

Nach dem Andocken an Zellrezeptoren nutzen die Virionen von SARS-CoV-2 die Transportprozesse unserer Zellen aus, um sich durch die Zellmembran ins Innere befördern zu lassen. Dort beginnen sie die eigentliche Manipulation unserer Zellen. Wir erinnern uns: Viren können sich nicht aus sich heraus vermehren. Ihre Strategie besteht daher darin, die Zellen ihrer Wirtsorganismen umzuprogrammieren, sodass diese massenhaft Virionen herstellen. Dazu nutzen die Erreger die Proteinherstellung unserer Zellen. Da wir ja unsere eigenen Proteine ständig nachproduzieren müssen, läuft diese Proteinherstellung regelmäßig in uns ab. Man nennt sie *Proteinbiosynthese*.

Der Begriff »Proteinbiosynthese« ist der zentrale Begriff in diesem Buch. Bitte prägen Sie ihn sich ein.

Die Proteinbiosynthese ist ein Teil unserer genetischen Abläufe. Wer beispielsweise die Wirkungsweise von RNA-Impfstoffen verstehen möchte, muss auch die Proteinbiosynthese kennen. Unsere Zellen verfügen über einen Zellkern, in dem sich unser Erbgut befindet, also unser Genom. Wie erwähnt, liegt dieses als DNA vor und beinhaltet die Baupläne für unseren Organismus und dessen Funktion. Es ist aber sehr wichtig zu wissen, dass die genetischen Abläufe routinemäßig auch außerhalb des Zellkerns stattfinden und dass dabei RNA eine zentrale Rolle spielt. Das heißt, auch bei Menschen, Tieren und Pflanzen hat RNA eine essenzielle genetische Funktion – nicht nur bei Viren.

Dieses Buch erhebt den Anspruch, ein umfassendes Verständnis über die neuen genetischen Impfstoffe gegen SARS-CoV-2 zu vermitteln. Daher ist es notwendig, dass wir uns einen Teil der genetischen Abläufe außerhalb unserer Zellkerne genauer ansehen: und zwar die soeben genannte Proteinbiosynthese. Die Erläuterungen werden dabei so verständlich wie möglich sein, damit auch biowissenschaftliche Laien folgen können, und wir werden uns auf das Wesentliche konzentrieren.

Die Proteinbiosynthese ist der zentrale Vorgang der *Genexpression*, also jenes Prozesses, in dem unsere Gene in unserem Organismus zum *Ausdruck* kommen oder *wirksam* werden. In anderen Worten: Die Proteinbiosynthese ist die Umsetzung der Information aus unseren Genen und somit per Definition ein genetischer Prozess. Die im Zellkern als DNA schlummernde genetische Information, die ja den Bauplan für unsere Proteine beinhaltet, muss laufend der Proteinbiosynthese zugeführt werden, die außerhalb des Zellkerns in den sogenannten Ribosomen stattfindet.

Die Ribosomen sind selbst komplexe Eiweißstrukturen. Sie gehören zu den Organellen, also zu den mikroskopisch kleinen Organen unserer Zellen. Stellen Sie sich die Ribosomen wie Eiweißfabriken vor, in denen ständig Hochbetrieb herrscht und Eiweiß in verschiedenen Formen, Größen und Strukturen nach bestimmten Rezepten hergestellt wird. Die Fabriken verfügen außen über einen Spalt, an dem die Rezepte wie in einem Scanner abgelesen werden, damit das Eiweiß, das gerade benötigt wird, korrekt hergestellt werden kann. Die Rezepte werden von Boten zu diesem Spalt transportiert. Diese Aufgabe übernimmt die Boten-RNA. Diese heißt auf Englisch *messenger RNA* und wird daher als *mRNA* abgekürzt.

Die mRNA ist eine Abschrift, ein Transkript der genetischen Informationen aus unserer DNA im Zellkern. Unser Körper stellt sie im Rahmen der genetischen Abläufe durch enzymatische Prozesse selbst her. Diese Abläufe brauchen wir uns nicht im Detail anzusehen. Wichtig ist nur, dass wir für das weitere Verständnis Folgendes im Kopf behalten: Die mRNA ist ein Transkript unserer Gene und beinhaltet ein Rezept für die Herstellung von Proteinen, die gerade benötigt werden. Die mRNA wird am Spalt der Ribosomen abgelesen und das entsprechende Protein im Rahmen der Proteinbiosynthese hergestellt.

Proteine bestehen aus Aminosäuren. Die mRNA liefert also die Anleitung, welche Aminosäuren in welcher Weise zusammengesetzt werden müssen, damit ein bestimmtes Protein dabei herauskommt. Dieses kann sehr komplex sein. Unsere mRNA ist der Bote, der die Rezepte aus unserer DNA in die Eiweißfabriken unserer Zellen bringt, die wir Ribosomen nennen. Dabei wird die mRNA von der *tRNA* unterstützt – das ist die *Transfer-RNA*. Die tRNA können Sie sich wie kleine Hilfsroboter vorstellen, die in unseren Eiweißfabriken die benötigten Aminosäuren, also die Zutaten für die Proteine, heranschaffen. Gemäß den Rezepten der mRNA wird die tRNA mit den erwünschten Aminosäuren beladen und baut diese in das Protein ein, das sich gerade in der Herstellung befindet.

Coronaviren machen sich diese Abläufe zu eigen. Sind sie erst in unsere Zellen eingedrungen, starten sie dort eine Reihe von Prozessen, um schließlich unseren Eiweißfabriken ihre eigene mRNA unterzujubeln. Die mRNA des Virus wird im Spalt der Ribosomen abgelesen und der Proteinbiosynthese wie gewohnt zugeführt. Sie ahnen es schon: Die Ergebnisse sind in diesem Fall nicht unsere eigenen Proteine, sondern Coronaviren. Die Erreger nutzen unsere eigenen Zellen als »Kopiermaschinen«, um sich zu vermehren. Genau an diesem Punkt setzen auch genetische Impfstoffe an, auch die RNA-Impfstoffe. Wir werden daher später auf die Proteinbiosynthese zurückkommen.

Selbst nach dem Eintritt von SARS-CoV-2 in unsere Zellen, wenn die Vervielfältigung der Virionen schon begonnen hat, verfügt unser Immunsystem noch über Möglichkeiten, die Infektion abzuwehren. Dazu greift es auf unsere angeborenen zellulären Abwehrkräfte zurück. Diese sind lebenslang und ununterbrochen als Hintergrundimmunität aktiv. So können beispielsweise die Fresszellen, vor allem die Riesenfresszellen, Virionen aufnehmen, verdauen und dadurch unschädlich machen. Die natürlichen Killerzellen (NK-Zellen) sind in der Lage zu erkennen, ob eine Körperzelle von einem Virus befallen wurde. Sie töten dann die betroffenen Zellen ab, damit das Virus diese nicht mehr als Kopiermaschinen benutzen kann.

Weitere Geschütze der angeborenen Hintergrundimmunität sind zum Beispiel die Neutrophilen, die größte Gruppe unserer weißen Blutkörperchen. Auch sie sind in der Lage, Virionen zu eliminieren. Nach den Flimmerhärchen ist die zelluläre Immunantwort die zweite Instanz, die eine Erkrankung von uns abwenden kann. Ausschlaggebend dafür, ob dies gelingt, ist neben der Leistungsfähigkeit unseres immunologischen Hintergrundschirms auch die Virenlast, der wir ausgesetzt waren.

Wenn die Abwehr der Infektion mithilfe dieser immunologischen Hintergrundfunktionen nicht gelingt, kommt es zusätzlich zur Bildung von erworbener Immunität, also vor allem von Antikörpern und bestimmten T-Zellen. Dieser Vorgang nimmt einige Tage in Anspruch. Die T-Gedächtniszellen sind zum Beispiel dazu in der Lage, einmal einstudierte Immunreaktionen wieder abzurufen. Ein wesentlicher Teil der Kreuzimmunität gegen SARS-CoV-2 basiert auf ihnen. Von Kreuzimmunität spricht man, wenn der Kontakt zu anderen Coronaviren aus der Vergangenheit dazu führt, dass die dabei erworbenen Fähigkeiten unseres Immunsystems auch für die Abwehr des »neuen« Coronavirus geeignet sind.

Einige Studien sind zu dem Ergebnis gekommen, dass ein Teil der Bevölkerung über eine solche Kreuzimmunität gegenüber SARS-CoV-2 verfügt. Ein im Journal *Cell* publiziertes Experiment testete die Reaktion von menschlichen Immunzellen aus konservierten Blutproben, die in den Jahren 2015 bis 2018 abgenommen wurden, also aus »Vor-Corona-Zeiten«. Dennoch wurde die zelluläre Immunantwort in 50 Prozent der Proben als geeignet bewertet, um den COVID-19-Erreger abzuwehren.[4] Auch eine im Juli 2020 in *Nature* veröffentlichte Übersichtsarbeit kommt auf Basis der bisherigen Evidenzen zu dem Schluss, dass die in der Bevölkerung weltweit verbreitete Kreuzimmunität gegen SARS-CoV-2 vor allem auf T-Zellen beruht.[5]

▪ Teleskopierung der Impfstoffsicherheit

Das Genom von SARS-CoV-2 wurde im Januar 2020 erstmals sequenziert.[6] Das bedeutet, die Abfolge der Basen in der viralen RNA wurde entschlüsselt. Seither bemühen sich zahlreiche pharmazeutische Unternehmen weltweit um die Herstellung und Zulassung eines Impfstoffs gegen den Erreger. Ab März 2020 waren in den Medien vermehrt Stimmen von Wissenschaftlern zu vernehmen, die sich für »genetische Impfstoffe« als Favoriten aussprachen. Unter dieser Bezeichnung werden DNA-, RNA- und virale Vektorimpfstoffe zusammengefasst.

Schon Anfang April 2020 hob zum Beispiel der deutsche Virologe Christian Drosten das Potenzial genetischer Impfstoffe hervor. Diese seien ein sehr moderner und schneller Weg. Und Abkürzungen auf dem Weg zur Zulassung seien »nicht nur denkbar, sondern auch schon längst vorgesehen«.[7] Zuvor, im März 2020, hatte Drosten vorgeschlagen, man solle »Regularien für Impfstoffe außer Kraft setzen«[8]. Dass sich Experten schon so früh für beschleunigte Zulassungsverfahren und genetische Vakzine als Weg aus der Krise aussprachen, ist insofern erstaunlich, als das Genom von SARS-CoV-2 erst kurz davor entschlüsselt worden und über die Krankheit COVID-19 zum damaligen Zeitpunkt noch wenig bekannt war.

Einer der Ersten, die die Öffentlichkeit mit internationaler Reichweite über diese Pläne informierten, war der Microsoft-Gründer Bill Gates. Auch in den deutschen *Tagesthemen* kam er am 12. April 2020 ausführlich zu Wort und sprach sich für beschleunigte Zulassungsverfahren aus, wobei er die Plattform der RNA-Impfstoffe, in welche die Bill & Melinda Gates Stiftung seit vielen Jahren investiert, als die überlegenen Favoriten in den Mittelpunkt stellte.[9]

Am selben Tag sprach er sich auch in *BBC Breakfast* für die RNA-Plattform und beschleunigte Zulassungsverfahren aus. In diesem Interview ging er von einem Zeitraum von 18 Monaten bis zur Zulassung aus. Es ist bemerkenswert, dass selbst diese Zeitspanne mit den ersten zugelassenen Kandidaten mittlerweile um mehr als 50 Prozent unterschritten wurde. Hier das Originalzitat von Bill Gates aus dem *BBC*-Interview: »Leute wie ich und Tony Fauci sagen 18 Monate. Wenn alles perfekt läuft, können wir es ein bisschen schneller schaffen, aber es wird Abstriche geben. Wir werden weniger Sicherheitstests als typischerweise haben. Regierungen werden die Entscheidung treffen müssen, ob sie die Haftung für die Unternehmen übernehmen und sagen: Lasst uns das jetzt so umsetzen, da wir nicht die Zeit haben werden zu tun, was wir normalerweise tun.«

Er sprach auch das Problem der zeitverzögerten Nebenwirkungen an, die bei Impfstoffen auftreten können: »Nun ja, natürlich, wenn man warten möchte, um festzustellen, ob eine Nebenwirkung zwei Jahre später auftritt, dann benötigt das eben zwei Jahre. Wann immer man schnell sein möchte – wie während der HIV-Krise, als ein schneller Weg zur Medikamentenzulassung ermöglicht wurde –, wird es Abstriche geben. In jenem Fall [während der HIV-Krise] lief alles sehr gut. Und diesmal, Sie wissen schon ... wir haben ... wir werden ... ich glaube in der Lage sein, einige Sicherheitsindikatoren zu bekommen. Aber das ist ein öffentliches Gut. Also, Sie wissen schon, wegen dieser Abstriche ... die Regierungen, die auf einer kooperativen

Basis arbeiten, werden in die Entscheidung involviert sein, um zu sagen: Hey, die Regulatoren geben grünes Licht, obwohl man die üblichen Zeiträume nicht einhalten wird.«[10]

Wenig später, am 30. April 2020, informierte Bill Gates auf seinem Internetblog die Weltöffentlichkeit unter dem Titel »Was Sie über den COVID-19-Impfstoff wissen müssen« über die damals schon laufenden Verkürzungen der Sicherheitstests. Der Beitrag erschien in der Rubrik »Das Impfstoff-Wettrennen erklärt«.[11] Darin gab Gates an, dass vor COVID-19 der schnellste jemals entwickelte und zugelassene Impfstoff, der nicht wieder vom Markt habe genommen werden müssen, fünf Jahre Testzeit in Anspruch genommen hat. Tatsächlich lag der bisherige Weltrekord sogar bei vier Jahren. Schneller als dieser Impfstoff gegen Mumps hat kein Kandidat vor der Coronakrise jemals die Phasen der Sicherheitstestung durchlaufen. Die Abbildung im Blogbeitrag von Bill Gates zeigte diesen Zulassungs-Weltrekord mit den verschiedenen Testphasen.

Darunter stellte Gates die geplante Verkürzung auf 18 Monate für den Impfstoff gegen SARS-CoV-2 grafisch dar. Die Abbildung verdeutlichte das Prinzip dieser Beschleunigung: In der unteren Reihe waren einzelne Phasen nicht nur stark verkürzt, sondern auch ineinander verschoben und zusammengelegt dargestellt. Das dahinterliegende Prinzip lässt sich am besten als *Teleskopierung* beschreiben. Das ist ein Begriff, der bislang im deutschen Sprachraum nicht geläufig war, jedoch in Teilen der englischsprachigen Wissenschafts-Community benutzt wird. Von dort habe ich ihn im Sommer 2020 mit dem Ziel übernommen, ihn auch hierzulande zu verbreiten.[12] Grund dafür war, dass sich Interessenvertreter der pharmazeutischen Industrie gegen den Begriff »Verkürzung« gewehrt und argumentierten hatten, dass dieser Begriff den Eindruck erwecke, man wolle

Testaufgaben überspringen. Der Begriff »Teleskopierung« beschreibt hingegen eine Verkürzung, bei der einzelne Schritte und Phasen wie die Glieder einer Teleskopstange oder einer altmodischen Radioantenne ineinandergeschoben werden. Daraus resultiert eine starke Verkürzung, ohne dass eines der Glieder »verlorengegangen« ist.

Eine Teleskopierung der Testverfahren bedeutet unweigerlich auch, dass die einzelnen Phasen zeitlich verkürzt werden und übliche Wartezeiten und Langzeitbeobachtungen nicht stattfinden können. Ein weiterer Nebeneffekt ist, dass Phasen und Arbeitsschritte schon beginnen, bevor die vorangegangenen Aufgaben endgültig ausgewertet wurden. Das geht so weit, dass die Impfstoffe gegen COVID-19 bereits im Rahmen einer bedingten Zulassung in die Anwendung kamen, bevor die letzte klinische Phase überhaupt zu Ende geführt wurde. Das teleskopierte Testverfahren beruht auf vorläufigen Auswertungen unterschiedlicher Phasen.

Darüber hinaus wurden bei vielen Impfstoffkandidaten wichtige klinische Phasen einfach zusammengezogen, in vielen Fällen zum Beispiel die klinischen Phasen I und II, die zu einer einzigen Phase I/II wurden. Dies ist auch in einer Liste der Weltgesundheitsorganisation (WHO) dokumentiert, die alle gemeldeten Kandidaten aufführt und regelmäßig aktualisiert wird.[13] Diese Liste werde ich später noch vorstellen.

Abgesehen vom Weltrekord von vier Jahren dauert die Entwicklung von Impfstoffen im Durchschnitt etwa zehn bis zwölf Jahre.[14] Oft werden noch längere Zeiträume angegeben. So schrieb beispielsweise die *Österreichische Ärztezeitung* im Jahr 2017: »Die Entwicklung eines neuartigen Impfstoffs, der das Ziel hat, wirksam und zugleich sicher zu sein, ist ein zeit- und kostenintensiver Prozess. Man kann von einer Entwicklungszeit von 15–20 Jahren ausgehen.« Als einen der Gründe für die lange Dauer von der Entwicklung bis zur Zulassung nannte die Ärztezeitung auch die Notwendigkeit, spezielle Studien in Risikogruppen durchzuführen. Als Beispiele wurden chronisch Kranke sowie Kinder genannt.[15]

Diese bedeutende Aufgabe, die vor allem im Rahmen der dritten klinischen Testphase stattfinden sollte (siehe nachfolgende Liste), wurde in der Vergangenheit auch von führenden Pharmaunternehmen immer wieder genannt, beispielsweise von GlaxoSmithKline. Das Unternehmen bezeichnete »die Ermittlung von unerwünschten Ereignissen oder Gründen, warum die Behandlung bei Patienten mit einer anderen Erkrankung nicht angewendet werden sollte« als wichtigen Aspekt der Prüfung von Impfstoffen.[16] Gerade die Testung neuer Impfstoffe an Risikopatienten mit Vorerkrankungen oder auch an betagten und hochbetagten Menschen sowie Kindern ist ein wesentlicher Bestandteil der Impfstoffsicherheit und sollte mit großer Sorgfalt durchgeführt werden. Das gilt insbesondere dann, wenn die Verabreichung eines Impfstoffs an Risikogruppen geplant ist.

Die Phasen der Impfstoffentwicklung und klinischen Testung sind:

Präklinische Phase

Zunächst wird ein neuer Impfstoff im Labor in Zellkulturen getestet, um festzustellen, wie er sich in menschlichem Gewebe verhält und ob es erste Hinweise auf Sicherheitsrisiken gibt. Sodann erfolgt der Tierversuch mit Primaten, deren Immunsysteme mit dem menschlichen vergleichbar sind. Häufig werden Rhesusaffen aus der Gattung der Makaken gewählt.[17] Diese werden in Gruppen eingeteilt. Ein Teil wird geimpft, der andere nicht. Nachdem die Affen dem Virus ausgesetzt worden sind, werden sie einige Tage beobachtet und danach getötet sowie obduziert, um festzustellen, ob es zwischen den Gruppen Unterschiede im Verlauf der Infektion gibt oder die geimpften Tiere vor der Infektion geschützt waren. Die Tatsache, dass Impfstofftests immer mit derartigen Tierversuchen verbunden sind und dass es sich in der Regel um Primaten handelt, die über eine stark ausgeprägte Leidensfähigkeit verfügen, wirft ethische Fragestellungen auf. Ein »Wettrennen« um einen Impfstoff wie bei SARS-CoV-2, an dem sich Hunderte Unternehmen mit ihren teilweise wenig aussichtsreichen Impfstoffpatenten beteiligen, kann Tierleid unnötig vermehren. Diesen Aspekt erwähne ich, weil er medial kaum thematisiert wurde.

Eine Verkürzung der präklinischen Phase ist aber vor allem aus toxikologischer Sicht problematisch. Zu klassischen Fragestellungen der Toxikologie gehört auch, ob ein Impfstoff Schäden an Embryonen verursachen oder das Krebsrisiko erhöhen kann. Die Frage, ob Erbgut durch einen Impfstoff oder ein Arzneimittel potenziell geschädigt wird, ist ebenfalls Teil der Toxikologie. Erbgutschäden können Folgeerkrankungen auslösen. Das ist zum Beispiel auch von zahlreichen Umweltgiften bekannt. Im Zusammenhang mit Impfstoffsicherheit ist häufig nur von den klinischen Testungen an Menschen die Rede. Viele übersehen, dass eine sorgfältige präklinische Phase das Fundament der Impfstoffsicherheit ist und dass in diesem Stadium mit der allergrößten Sorgfalt vorgegangen werden sollte. Aus diesem Grund vergehen laut dem deutschen Verband der forschenden Pharmaunternehmen (vfa) bis zum Abschluss präklinischer Phasen typischerweise mehr als fünf Jahre.[18]

Klinische Phase I

In der ersten klinischen Phase werden neue Impfstoffe erstmals an einer geringen Anzahl von Menschen getestet. Die Teilnehmerzahl beträgt unter 100. Es soll geklärt werden, ob der Impfstoff ins Zielgewebe gelangt und sich dort erwartungsgemäß verhält. Dabei werden mehrere, meistens drei, Dosierungen erprobt. Wegen der geringen Teilnehmerzahl haben Phase-I-Studien noch keine Relevanz für die Impfstoffsicherheit. Es wird festgestellt, ob die Impfstoffe grundsätzlich vertragen werden.

Außerdem sollte in der ersten klinischen Phase nach der Impfung einige Wochen lang das Blutbild beobachtet werden. Das heißt, die zellulären Bestandteile des Blutes sollen bestimmt werden, um mögliche Veränderungen festzuhalten. Dabei spielen Leukozyten, also weiße Blutkörperchen, eine wichtige Rolle. Sie stellen einen Teil der angeborenen Hintergrundimmunität dar. Laut Angaben des Verbands forschender Pharmaunternehmen dauert die klinische Phase I üblicherweise »mindestens ein Jahr, meist länger«.[19]

Klinische Phase II

In der zweiten klinischen Phase wird an unter 1000 Teilnehmern erforscht, wie wirksam die verschiedenen Dosierungen sind und welche am besten geeignet ist, um den gewünschten

Erfolg zu erzielen. Hier sollte bereits durch Analysen von Blutproben gezeigt werden, dass eine Immunisierung gegen den Erreger stattfindet und anhält. Auf Nebenwirkungen kann bereits umfangreicher geachtet werden als in der Phase I. Zum Vergleich erhält ein Teil der Probanden als Placebo eine wirkungslose Substanz, in der Regel Kochsalzlösung.

In der Testung von Medikamenten kommt es vor, dass man anstatt eines Placebos den Vergleich mit einem anderen, bereits zugelassenen Medikament mit demselben Anwendungsspektrum anstellt. In der Impfstoffforschung ist dies aber eher unüblich. Wie wir später sehen werden, wurde einer der großen Favoriten gegen COVID-19, der »Oxford-Impfstoff«, der von AstraZeneca vermarktet wird, in Phase II nicht mit einem Placebo, sondern nur mit einem anderen Impfstoff verglichen. Wir werden uns noch damit befassen, warum ein solches Vorgehen problematisch sein kann. Phase-II-Studien dauern typischerweise zwei bis drei Jahre.[20]

Klinische Phase III

In der dritten klinischen Phase werden die Impfstoffkandidaten schließlich an Tausende Testpersonen verabreicht. Die Phase III dauert mindestens zwei Jahre. Oft nimmt sie vier Jahre in Anspruch.[21] Für die Impfstoffsicherheit ist sie von zentraler Bedeutung, da erst hier aufgrund der hohen Teilnehmerzahl eine ausreichende Datengrundlage zur Bewertung der Risiken und der Wirksamkeit der Impfung möglich ist.

In der dritten klinischen Phase erfolgt üblicherweise erneut ein Placebovergleich. Zahlreiche wichtige Fragen sollten so umfassend wie möglich beantwortet werden. Es geht nicht nur um die Evaluierung von Nebenwirkungen, sondern auch um die Frage der Wirksamkeit. Wie lange hält die Immunität nach der Impfung an? Diese Frage kann nur durch ausreichend lange Beobachtung beantwortet werden und ist bei den aktuellen COVID-19-Impfstoffen ungeklärt. Weitere wichtige Fragen, die geklärt werden müssen: In welchem Ausmaß schützt die Impfung? Schützt sie die Geimpften nur vor schweren Symptomen, mildert also den Verlauf der Infektion ab? Das wäre eine *klinische Immunität*. Oder schützt sie darüber hinaus vollständig vor der Infektion, sodass man den Erreger als geimpfte Person nicht mehr weitergeben kann? In diesem Fall spricht man von der *sterilen Immunität*, die die Infektionskette unterbricht. Die Frage, ob eine sterile Immunität eintritt, kann nur durch ausreichend langes Sammeln von Daten aus der der Kohorten-Beobachtung beantwortet werden.

Auch mögliche zeitverzögerte Nebenwirkungen können nur durch Langzeitbeobachtung erfasst werden. Teil 3 dieses Buches befasst sich ausschließlich mit potenziellen Langzeitnebenwirkungen und Spätfolgen und beantwortet die Frage, warum ausreichend lange Beobachtungszeiträume vor allem bei neuartigen Technologien wie den genetischen Impfstoffen ein wichtiger Teil der Impfstoffsicherheit sind. Der Punkt ist, dass Folgeerscheinungen natürlich erst erkannt werden können, wenn sie zu Symptomen führen. Ich erinnere an die zuvor zitierte Aussage von Bill Gates: »Nun ja, natürlich, wenn man warten möchte, um festzustellen, ob eine Nebenwirkung zwei Jahre später auftritt, dann benötigt das eben zwei Jahre.« Es liegt auf der Hand, dass niemand ausschließen kann, dass ein neuer Impfstoff zeitverzögert noch Probleme verursachen kann. Wie komplex und unvorhersehbar solche Probleme sein können, wird in Teil 3 dieses Buches deutlich. Dieses Risiko kann durch Einhaltung von Wartezeiten und längere Beobachtung zumindest minimiert werden.

Wie bereits erwähnt, betreffen weitere Fragestellungen während der dritten klinischen Phase die Anwendung an Risikogruppen mit Vorerkrankungen oder hohem beziehungsweise geringem Alter. Wechselwirkungen mit anderen Impfstoffen oder Arzneistoffen sollten überprüft werden. Bei Vakzinen, die breitenwirksam angewendet werden sollen, ist es üblich, auch Allergiker in der fortgeschrittenen Phase III mit einzubeziehen. Schließlich müssen auch mehrere Produktionschargen des Impfstoffs getestet werden. Die Herstellung von Impfstoffen ist ein sehr empfindlicher Prozess. Üblicherweise ist es eine Aufgabe der dritten Phase, die Produktionsstabilität zu überprüfen und festzustellen, ob eventuelle marginale Schwankungen oder Abweichungen zwischen den Chargen Auswirkungen auf Sicherheit oder Wirksamkeit haben. Im Falle von COVID-19 wurde aber schon lange vor der Phase III mit der millionen- und milliardenfachen Herstellung der Favoriten begonnen. Die Abweichungen vom üblichen Testprozedere sind signifikant und können nicht »wegdiskutiert« werden.

Klinische Phase IV

Der Anspruch der Impfstoffsicherheit ist es, den empirischen Beweis zu erbringen, dass der Nutzen eines Impfstoffs dessen Risiken in vertretbarer Weise deutlich übersteigt. Die klinische Phase III sollte dazu führen, dass die sogenannte Phase IV – das ist die Anwendung – mit möglichst wenigen offenen Fragen begonnen wird. Das gilt insbesondere für einen

Impfstoff, der innerhalb relativ kurzer Zeit an Millionen und Milliarden von Menschen verabreicht werden soll. Die Impfstoffe gegen SARS-CoV-2 wurden aber zugelassen, bevor die (verkürzten) klinischen Phasen III überhaupt abgeschlossen und endgültig ausgewertet wurden. Dadurch wird ein erheblich größerer Teil der offenen Fragen in die Phase IV verlagert als üblicherweise.

Es stimmt, wenn Interessenvertreter der pharmazeutischen Industrie nun sagen, dass es normal sei, dass auch während der Anwendung in Phase IV noch ein Monitoring von Nebenwirkungen und Wirkungen stattfinden muss. Aber es leuchtet bestimmt jedem ein, dass es einen Unterschied macht, ob diese Phase IV nach einem signifikant teleskopierten Testverfahren oder nach einer sogfältigen Prüfung mit üblichen Wartezeiten und Langzeitbeobachtungen erfolgt. In diesem Punkt kann man getrost an den menschlichen Verstand appellieren. Das teleskopierte Verfahren verfrachtet einen größeren Teil der Fragestellungen in die Phase IV als üblicherweise. Das ist völlig klar.

Von Anfang an wurden Stimmen aus der Wissenschaft, die die Teleskopierung der Impfstoffsicherheit im Zusammenhang mit COVID-19 kritisch betrachteten, in der Berichterstattung der Medien kaum berücksichtigt. Einer der frühesten Kritiker war der renommierte Genetiker und Virologe William A. Haseltine, ein Mitbegründer des Human Genome Project. Er schrieb im Juni 2020 in *Scientific American:* »Die Teleskopierung von Testabfolgen und Genehmigungen setzt uns alle einem unnötigen Risiko im Zusammenhang mit der Impfung aus. [...] Allein die USA planen, mit dem ersten zugelassenen Kandidaten Hunderte Millionen Menschen zu impfen. Schon eine ernste Nebenwirkung pro 1000 Impfungen bedeutet bei

100 Millionen Menschen für 100 000 von ihnen einen Schaden, obwohl sie zuvor gesund waren. [...] Solche Bedenken sind berechtigt.«[22] In den Worten des Immunologen Shibo Jiang, der sich in *Nature* über Corona-Impfstoffe geäußert hat, heißt das: »Beeilt euch nicht mit der Entwicklung von Impfstoffen und Medikamenten gegen COVID-19 ohne zuverlässige Sicherheitstests.«[23]

Dass die Teleskopierung der Testverfahren die zugrundeliegenden Sicherheitsdaten schmälert, die vor der Zulassung gesammelt werden können, und dass damit ein höheres Risiko als üblicherweise verbunden ist, räumte sogar der pharmazeutische Lobbyverband Vaccines Europe ein. Ein entsprechendes Memo des Verbandes, das unter Mitgliedern zirkulierte, wurde im August 2020 in der *Financial Times* veröffentlicht. Darin wird auch argumentiert, dass man sich wegen des erhöhten Risikos Haftungsfreistellungen durch die Staaten erwartet. Zitat aus dem Memo: »Die Geschwindigkeit und der Umfang der Entwicklung sowie Zulassung führen dazu, dass es unmöglich ist, die gleiche Menge an zugrundeliegenden Daten zu generieren, die normalerweise durch umfangreiche klinische Studien und Erfahrungen von Gesundheitsdienstleistern verfügbar wären.«[24]

Zwar ist es nachvollziehbar, dass der Wunsch nach einem schnellen Mittel gegen die Verbreitung von SARS-CoV-2 besteht. Es erscheint jedoch als fragwürdig, ob Impfstoffe im Eilverfahren, bei denen selbst pharmazeutische Interessenvertreter ein höheres Risiko einräumen und daher nach Wegen suchen, die Haftung für Unternehmen zu umgehen, der richtige Weg sind. Impfstoffsicherheit ist ein hohes Gut. Auch tragfähige Nachweise der Wirksamkeit und Langzeiteffizienz benötigen Zeit. Eine außergewöhnliche Eile, wie wir sie bei den

COVID-19-Impfstoffen erlebt haben, lässt sich nur schwer mit dem Prinzip der Impfstoffsicherheit in Einklang bringen. Das ist das Problem, auf das Haseltine und Jiang mit ihren Appellen schon früh hingewiesen haben.

Teil 2

■ Wirkung genetischer Impfstoffe

▪ Einteilung der genetischen Kandidaten

Die WHO führt eine Liste, die ungefähr jede zweite Woche aktualisiert wird und alle angemeldeten Impfstoffkandidaten beinhaltet, die sich in Entwicklung oder Testung befinden.[25] Die Veränderungen in dieser Liste verfolge ich seit ihrer ersten Publikation Anfang 2020. Zwar wuchs die Gesamtzahl der gemeldeten Kandidaten laufend an, aber das Verhältnis zwischen den favorisierten genetischen Impfstoffen und konventionellen Technologien blieb erhalten. Es waren immer knapp 50 Prozent der Gesamtzahl der Kandidaten den genetischen Impfstoffen zuzurechnen.

Die mediale Berichterstattung beschränkte sich aber seit dem Beginn der COVID-19-Impfstoffdebatte bis auf wenige Ausnahmen fast ausschließlich auf diese genetischen Kandidaten. Es erschien mir als Beobachter von Anfang an wie eine ausgemachte Sache, dass Kandidaten aus dem Bereich der genetischen Impfstoffe das Wettrennen für sich entscheiden würden. Mehr noch: Wie im Laufe dieses Buches deutlich werden wird, war schon bald nach Beginn der COVID-19-Krise abzusehen, welche Impfstoffe die großen Favoriten sein würden. Ihnen gehörte schon sehr früh auch die mediale Bühne. Es sind überwiegend dieselben, die jetzt zugelassen sind oder vor der Zulassung stehen.

Genetische Impfstoffe lassen sich in zwei Gruppen einteilen: *nukleinsäurebasierte Impfstoffe* und *virale Vektorimpfstoffe*. Erinnern Sie sich an den Beginn dieses Buches, wo es um die genetischen Abläufe in unseren Zellen ging. Als Träger genetischer Informationen fungieren DNA und RNA, also Nukleinsäuren. Demnach können DNA- und RNA-Impfstoffe als genetische Impfstoffe im engeren Sinn betrachtet werden. Sie basieren auf der Übertragung von Nukleinsäure und machen sich genetische Abläufe unserer eigenen Zellen zunutze – nämlich die Proteinbiosynthese in den Ribosomen, die ich bereits beschrieben habe. Dort sollen nach der Impfung virale Proteine hergestellt werden, die als Antigene fungieren. Der Begriff »Antigen« steht für »Antikörper-Generator«. Ein Antigen regt im Wirtsorganismus also die Bildung von Antikörpern und Abwehrkräften an, die sich gegen dieses Antigen richten.

Wir werfen nun zuerst einen Blick auf die Wirkungsweise der nukleinsäurebasierten DNA- und RNA-Impfstoffe, und anschließend sehen wir uns die Wirkungsweise der viralen Vektorimpfstoffe genauer an.

RNA-Impfstoffe

Zur Wiederholung: Die Proteinfabriken unserer Zellen sind von entscheidender Bedeutung für unsere Körperfunktionen, sie liegen außerhalb des Zellkerns und werden als Ribosomen bezeichnet. Bei der Proteinbiosynthese wird mRNA (messenger RNA oder Boten-RNA, die den Bauplan für Proteine enthält) an ebendiesen Ribosomen abgelesen. RNA-Impfstoffe bringen die mRNA direkt an diesen Punkt unserer genetischen Abläufe. Die Proteinbiosynthese ist, wie erwähnt, der wichtigste Vorgang der Genexpression, also des Wirksamwerdens genetischer Information. Aus diesem Grund ist der Begriff »genetischer Impfstoff« für RNA-Kandidaten zutreffend – auch wenn die Wirkung der RNA-Impfstoffe nicht bei der DNA im Zellkern ansetzt.

Das heißt, sie manipulieren unsere Proteinbiosynthese, den zentralen Vorgang der Genexpression außerhalb des Zellkerns. Sie zielen nicht auf unsere Gene im Zellkern ab. Dennoch werden wir uns im Teil 3 des Buches, der sich mit potenziellen Langzeitnebenwirkungen und Spätfolgen befasst, damit zu beschäftigen haben, warum die Frage, ob RNA-Impfstoffe sich auf die DNA im Zellkern über Umwege auswirken können, aufgrund einer neuen wissenschaftlichen Studie und Hypothese doch noch nicht ganz vom Tisch ist und daher zumindest noch diskutiert wird. Nichtsdestotrotz können wir festhalten: mRNA-Impfstoffe adressieren nicht unser Genom, sondern direkt die Genexpression mit der Proteinbiosynthese, die außerhalb des Zellkerns stattfindet.

Für die Impfstoffe wird im Labor mRNA hergestellt, welche die Information für ein virales Antigen beinhaltet. Bei den aktuellen COVID-19-Impfstoffen ist es die Information für den Bau des Stachelproteins von SARS-CoV-2. Die mRNA wird zu diesem Zweck auch genetisch modifiziert. Man sollte sich den Vorgang also nicht so vorstellen, wie er in einem sehr einfachen Erklärvideo des österreichischen Molekularbiologen und Kabarettisten Martin Moder dargestellt wird.

Moder ist als Vertreter der sogenannten »Skeptikerbewegung« Mitglied der Gesellschaft für kritisches Denken, einer Wiener Regionalgruppe der Gesellschaft zur wissenschaftlichen Untersuchung von Parawissenschaften (GWUP). Zur Veranschaulichung von RNA hielt er in seinem Video Schnüre in die Kamera, die er aus einer Orange herauszog, welche das Virus darstellen sollte – gespickt mit Gewürznelken, welche die Oberflächenproteine von SARS-CoV-2 symbolisierten. Das Video wurde durch das Robert Koch Institut (RKI) mit großer Reichweite auf YouTube geteilt. Es eignet sich hervorragend als pädagogisches Hilfsmittel, um Personen ohne biologische Vorkenntnisse in groben Zügen den Aufbau von Viren zu erklären. Es eignet sich aber nicht dazu, die Herstellung und Wirkungsweise von mRNA-Impfstoffen gegenüber interessierten Laien verständlich zu machen.

Die mRNA, die das Protein von SARS-CoV-2 codiert, wird zunächst im Labor gewonnen. Dazu werden in der Regel ringförmige DNA-Moleküle, sogenannte Plasmide, genetisch modifiziert. Das geschieht, indem ihnen die genetische Information für das virale Protein einfügt wird. Dann kommen Enzyme zum Einsatz, sogenannte RNA-Polymerasen. Diese Enzyme führen dazu, dass von den ringförmigen, genetisch modifizierten DNA-Molekülen große Mengen der gewünschten mRNA gewonnen werden können. Die mRNA wird also im Labor von DNA »geerntet«. Das Ergebnis ist immer synthetisch erzeugte, genetisch modifizierte mRNA. Die Darstellung in dem genannten Video von Martin Moder, das vom RKI veröffentlicht wurde und in dem die »RNA-Schnüre« einfach aus dem »Orangen-Virus« gezogen und mit einer Schere zerschnitten werden, um dann ein Schnipsel davon in die menschliche Zelle zu impfen, ist so stark vereinfacht, dass es kaum mehr substanzielle Information über die Impfstoffe beinhaltet. Hier entsteht der Eindruck, als käme einfach ein natürlicher Bestandteil eines Virus zum Einsatz – ein Schnipsel der RNA von SARS-CoV-2, wie es von Natur aus in den Erregern vorkommt. Das ist nicht der Fall.

Allein schon die Tatsache, dass man mRNA nicht einfach aus einem Virus gewinnen kann, zeigt die grobe Vereinfachung der Darstellungen in Moders Video, das vom RKI geteilt wurde. Im Coronavirus liegt die RNA als genomische oder virale RNA vor, also als vRNA. Das habe ich bereits erläutert. Man könnte allenfalls eine solche vRNA aus einem Virus »herausziehen«, wie es in dem Video vorgemacht wird. Diese ist aber nicht für den Einsatz in Impfstoffen geeignet. Unter natürlichen Bedingungen entsteht die mRNA des Virus erst durch die Interaktion zwischen Virus und Wirtszelle im Rahmen einer Infektion, also nach dem Eindringen in die Zelle. Erst zu diesem Zeitpunkt führen die Eingriffe des Virus in die Abläufe der Wirtszelle zur Entstehung der viralen mRNA.

Sie brauchen sich den zuvor beschriebenen Prozess der Gewinnung von mRNA für Impfstoffe nicht zu merken. Es reicht, wenn Sie Folgendes verinnerlichen: Die Gewinnung der mRNA ist ein gentechnologischer Laborprozess, bei dem auch modifizierte DNA eingesetzt wird. Die genetischen Modifikationen

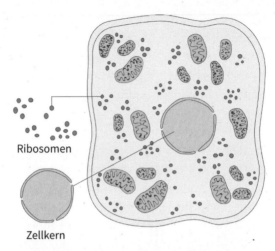

Unser Genom liegt in unseren Zellen als DNA im Zellkern vor. Die Proteinbiosynthese läuft an den Ribosomen außerhalb des Zellkerns ab. Dort wird die synthetisch hergestellte, genetisch modifizierte mRNA aus den Impfstoffen abgelesen, sodass unsere eigenen Zellen das virale Protein herstellen.

bei der Gewinnung der mRNA sind so gestaltet, dass die mRNA im Impfstoff unserer menschlichen mRNA ausreichend ähnelt. Denn nur so kann es gelingen, unseren eigenen Ribosomen die virale mRNA für die Proteinbiosynthese unterzujubeln. Würden unsere Zellen die mRNA als fremd erkennen, würden sie diese nicht in die Proteinbiosynthese einbeziehen. Zugleich muss die gentechnisch veränderte mRNA aber so nahe am Virus sein, dass das Stachelprotein, das sie codiert, jenem von SARS-CoV-2 ausreichend entspricht, um unser Immunsystem zur Bildung passender Antikörper und Abwehrkräfte anzuregen. Sie sehen also, dass die Herstellung der mRNA für Impfstoffe ein Design-Prozess der Gentechnik ist, aber kein »Naturprodukt«, das einfach einem Virus entnommen wird. So hätten es Vertreter pharmazeutischer Interessen zwar gern dargestellt. Es stimmt aber nicht.

Es ist durchaus korrekt, dass mRNA-Impfstoffe auf ähnliche Weise wie die Viren selbst die Proteinbiosynthese manipulieren. Aber das bedeutet nicht, dass die Abläufe dabei identisch sind. Erst recht bedeutet es nicht, dass man in Sicherheitsfragen sozusagen auf die Existenz von Viren verweisen kann, welche die Manipulation der Proteinbiosynthese evolutionär seit Langem praktizieren. Ein Verweis auf die Gewohnheiten von Krankheitserregern, die etwas Ähnliches machen wie der Impfstoff, ist keine Referenz für Sicherheit oder Wirksamkeit. Die Aussage eines Hausarztes aus Neu-Ulm, dessen Praxisaushang vom *Stern* veröffentlicht wurde, und der darin behauptete, mRNA-Impfstoffe würden »den gleichen Stoff wie die meisten Erkältungsviren enthalten«[26], ist genauso irreführend wie die vereinfachenden Darstellungen in dem zuvor beschriebenen Video.

Hinzu kommt, dass die genetisch modifizierte mRNA durch Nanolipide umhüllt werden muss. Lipide sind wasserunlösliche Stoffe, die sich in der Biologie überall dort finden, wo Trennschichten und Umhüllungen benötigt werden. Die Nanolipide schützen die mRNA davor, in unseren Zellen durch Enzyme abgebaut zu werden, bevor sie ihre Bestimmung erfüllt haben. Sie gewährleisten auch die Haltbarkeit der mRNA während der Lagerung. Sie sind der Grund, warum viele mRNA-Impfstoffe ultra-tiefgefroren werden müssen. So benötigt der Impfstoff von BioNTech beispielsweise Lagertemperaturen von minus 70 bis minus 80 Grad Celsius. Das hat unter anderem mit der Ummantelung zu tun. Die Nanolipide müssen während der Zeit im Lager und während des Transports völlig unbeweglich bleiben.

Diese Nanolipide haben aber noch eine weitere wichtige Funktion. Die mRNA bildet gemeinsam mit den Lipiden einen Nanopartikel, der dazu in der Lage ist, sich nach der Impfung über zelluläre Transportmechanismen durch die Zellmembran ins Innere der Zelle schleusen zu lassen. Dadurch gelangt die mRNA an ihren Bestimmungsort. Die Herstellung von mRNA-Impfstoffen beruht also auf genetischer Modifikation und auf Nanobiotechnologie.

Impfstoffe auf Basis der mRNA-Technologie können durchaus zukunftsfähig sein. Das soll nicht grundsätzlich in Abrede gestellt werden. Es ist aber wichtig zu wissen, dass die meisten RNA-Impfstoffe vor COVID-19 noch nicht über den Tierversuch hinausgekommen sind. Zwar werden sie seit mehr als 20 Jahren erforscht, jedoch gelang es vor der Corona-Krise weltweit keinem einzigen RNA-Kandidaten, eine klinische Phase II abzuschließen. Es gab angemeldete Phase-II-Studien, die es aber nie über die Rekrutierung hinaus geschafft hatten und vor allem nie abgeschlossen wurden.

Nicht abgeschlossene klinische Phasen sind für die Sicherheitshistorie eines Impfstoffs jedoch irrelevant. Vereinzelt gab es vor Corona RNA-Impfstoffe, welche die klinische Phase I abgeschlossen hatten, zum Beispiel einen Kandidaten gegen Tollwut und einen weiteren gegen Influenza. Aber Phase-I-Studien bleiben wegen der geringen Teilnehmerzahl ebenfalls ohne Relevanz für die Sicherheitshistorie. Die meisten angemeldeten Phase-I-Studien aus der Vor-Corona-Zeit wurden abgebrochen beziehungsweise bis heute nicht abgeschlossen.

Folgerichtig gab es vor den Corona-Zulassungen der beiden mRNA-Impfstoffe von BioNTech und Moderna weltweit nie einen zugelassenen RNA-Impfstoff gegen eine Infektionskrankheit in der Humanmedizin. Vereinzelt kamen RNA-Impfstoffe in der Veterinärmedizin zum Einsatz, und zwar hauptsächlich für Nutztiere in der Tierindustrie. Es braucht nicht lang ausgeführt zu werden, warum dort eine völlig andere Risiko-Nutzen-Abwägung gilt und RNA-Impfstoffe für Nutztiere völlig irrelevant für die Bewertung in der Humanmedizin sind. Dennoch bringen Interessenvertreter auch diese Impfstoffe immer wieder ins Feld, um RNA-Impfstoffe als erprobt darzustellen.

Fakt ist, dass die RNA-Plattform in der Humanmedizin bei Infektionskrankheiten wenig erprobt ist und vor Corona nur eine mangelhafte Test- und Sicherheitshistorie nachweisen konnte. Daher gibt es jetzt auch keine Erfahrungswerte, um die Antworten auf offene Fragen einzuschätzen – wie zum Beispiel die Frage der Wirkungsdauer oder die Frage, ob die neuen Impfstoffe die Infektionskette überhaupt unterbrechen können. Mit diesen wichtigen Punkten werden wir uns noch genauer befassen.

Kurzum: Nach dieser mangelhaften Testhistorie haben RNA-Impfstoffe im Zusammenhang mit COVID-19 nun zum ersten Mal und innerhalb weniger Monate alle drei klinischen Testphasen durchlaufen und wurden (vorläufig) zugelassen, obwohl die Phase III noch gar nicht abgeschlossen ist.

Um die schwache Datenlage auszugleichen, verweisen pharmazeutische Interessenvertreter daher oft auf RNA-Medikamente, die in der Krebsmedizin bereits erforscht wurden und dort in der Zukunft eine große Rolle spielen könnten. Jedoch ist es unzulässig, aus der Onkologie Rückschlüsse auf die Sicherheit oder Wirksamkeit wenig praxiserprobter Impfstoffe zu ziehen. Bei Krebserkrankungen herrscht eine völlig andere Risiko-Nutzen-Abwägung als bei vorbeugenden Impfstoffen gegen Infektionskrankheiten. Bei einem potenziell tödlichen Tumor, gegen den RNA-Medikamente möglicherweise als letzte Überlebenschance eingesetzt werden können, nehmen sowohl Patienten als auch ihre Ärzte mit gutem Grund höhere Risiken in Kauf. Wir würden gewiss keine Chemo- oder Strahlentherapien bei Gesunden anwenden, nur weil diese Therapien in der Krebsmedizin eingesetzt werden. Das Gleiche gilt bei RNA-Impfstoffen.

Außerdem sind die beiden Anwendungsbereiche – Onkologie und Infektiologie – nicht so einfach miteinander vergleichbar, auch wenn die Wirkungsprinzipien von RNA-Medikamenten immer ähnlich sind. Ein RNA-Wirkstoff gegen Krebs mobilisiert jedoch andere Instanzen des Immunsystems als ein Impfstoff, der vorbeugend gegen ein Virus verabreicht wird. Die Unterschiede liegen auf der Hand. In der Onkologie werden Mechanismen aktiviert, die das Wachstum von Tumorzellen hemmen sollen. In der Infektiologie sollen Antikörper und T-Zellen-Immunität gegen Viren oder andere Erreger gebildet werden. Aus einem Wirkungsnachweis in einem der beiden Anwendungsgebiete lässt sich kein Wirkungsnachweis für das andere konstruieren. Abgesehen davon ist es unzulässig, aus der Erprobung eines Medikaments A die Sicherheit eines ähnlichen Medikaments B abzuleiten. Obwohl dies jedem Menschen einleuchten muss, wird mittlerweile sogar in Medienberichten mithilfe der RNA-Medikamente aus der Krebsforschung für die Sicherheit der neuen COVID-19-Impfstoffe auf mRNA-Basis argumentiert.

Zusätzlich ist zu dieser Frage auch noch zu sagen, dass selbst in der Onkologie aktuell noch kein breiter Einsatz von RNA-Präparaten stattfindet, sondern dass es sich überwiegend um klinische Testungen oder Pilotprojekte in der Anwendung handelt.

Favorisierte mRNA-Impfstoffe gegen SARS-CoV-2 stammen von BioNTech in Kooperation mit Pfizer sowie von Moderna und von CureVac. Wir werden später noch einen genaueren Blick auf einzelne Kandidaten werfen.

■ DNA-Impfstoffe

Wie bei den RNA-Impfstoffen ist es auch bei den DNA-Impfstoffen das Ziel, die Proteinbiosynthese zu manipulieren, sodass unsere eigenen Zellen ein Protein von SARS-CoV-2 herstellen, gegen das wir dann Abwehrkräfte bilden sollen. Das heißt, letztlich zielen auch DNA-Impfstoffe auf die Genexpression außerhalb des Zellkerns ab. Jedoch wird in diesem Fall die genetische Information für das Protein nicht als mRNA, sondern in Form von DNA eingebracht. Die DNA-Technologie verfolgt zwar dieselbe Strategie wie die RNA-Plattform, nutzt dazu aber einen komplizierteren Weg in der menschlichen Zelle.

Es ist wichtig, sich zu vergegenwärtigen, dass die genetische Information für ein virales Antigen von SARS-CoV-2 durch einen Impfstoff nicht unbedingt als mRNA eingebracht werden muss, obwohl der COVID-19-Erreger ein RNA-Virus ist. Jede genetische Information aus RNA kann in DNA umgewandelt werden und umgekehrt. Diese Umwandlung erfolgt ja auch in unserem Organismus laufend, insbesondere die Umwandlung von DNA in mRNA. RNA und DNA sind als Träger von Erbinformation austauschbar. Aus diesem Grund kann Erbinformation von SARS-CoV-2 auch als DNA-Impfstoff eingebracht werden.

Die genetische Information für das Protein des Coronavirus wird den zuvor genannten Plasmiden, also den ringförmigen DNA-Molekülen, eingesetzt. Das funktioniert ähnlich wie bei der Herstellung der synthetischen mRNA in den RNA-Impfstoffen, die ich zuvor beschrieben habe. Auch dort wird ja zunächst genetisch manipulierte DNA hergestellt, aus der im Labor durch enzymatische Prozesse die mRNA gewonnen wird. Bei den DNA-Impfstoffen wird die genetisch modifizierte DNA allerdings direkt an uns Menschen verabreicht. Das kann sowohl durch Injektion als auch durch nadelfreie Systeme erfolgen. Mögliche Alternativen zur Injektion sind die Aufnahme über die Nasenschleimhäute oder die Nutzung einer sogenannten Genkanone, welche die DNA an Partikeln einer Trägersubstanz, zum Beispiel an Goldpartikeln, durch hohen Druck ins Gewebe bringt, wo sie in den Zellen stecken bleibt. Diese Variante ist allerdings wieder aus der Mode gekommen.

Merke: Auch die DNA-Impfstoffe machen sich unsere körpereigenen genetischen Vorgänge zunutze. In unseren Zellen laufen ständig Prozesse ab, die unsere eigenen Proteinbaupläne aus der DNA der Proteinbiosynthese zuführen, um die Proteine zu produzieren, die unser Körper benötigt. Wir haben uns schon damit beschäftigt, dass man diesen Vorgang Genexpression nennt. In den vorangegangenen Abschnitten ist bereits klar geworden, dass dazu eine Abschrift unserer Gene in Form von mRNA nötig ist. Wie also wird die Information aus unserer DNA in mRNA umgeschrieben?

Dazu gelangen bestimmte Abschnitte unserer eigenen DNA aus dem Zellkern und befinden sich dann als ringförmige DNA-Moleküle in unseren Zellen. Diese ringförmigen DNA-Moleküle – Sie wissen es nun schon – sind die Plasmide. Also dieselbe Art von genetischem Material, die uns in DNA-Impfstoffen verabreicht wird. So entstehen auch in uns ständig auf natürliche Weise DNA-Plasmide. In unseren Zellen sind nun zahlreiche Enzyme am Werk, welche die DNA aus den Plasmiden in einem mehrstufigen Prozess in mRNA umwandeln. Erinnern Sie sich an die Herstellung der RNA-Impfstoffe: Auch dort wird die mRNA aus ringförmiger DNA im Labor hergestellt, und auch dort werden Enzyme dazu genutzt. Ein ähnlicher Prozess läuft in unserem Körper ab. So wird aus DNA mRNA – egal ob im Labor oder im lebenden Organismus.

Nun brauchen Sie nur noch eins und eins zusammenzuzählen: Die DNA aus den DNA-Impfstoffen gelangt – eben als ringförmige Plasmide – in unsere Zellen und unterliegt dort den üblichen Prozessen der Genexpression, ohne die wir nicht leben könnten. Unser Körper macht aus der geimpften DNA mithilfe unserer eigenen Enzyme mRNA, so, als würde es sich um unsere eigene DNA handeln. Und diese mRNA wird dann an den Ribosomen abgelesen und der Proteinbiosynthese zugeführt. Voilà! Hier haben wir wieder unser virales Stachelprotein aus körpereigener Produktion.

DNA-Impfstoffe setzen also einfach an einem früheren Punkt der Genexpression in unseren Zellen an, als das bei RNA-Impfstoffen der Fall ist. Sie nutzen einen größeren Teil unserer eigenen genetischen Abläufe, um unsere Zellen als Kopiermaschinen für virale Proteine zu nutzen. Das hat Vor- und Nachteile. Ein Vorteil ist, dass die ringförmigen DNA-Moleküle, also die Plasmide, die im Impfstoff enthalten sind, nicht durch Nanolipide ummantelt werden müssen. DNA-Impfstoffe enthalten im Wesentlichen »nackte« DNA in Ringform. Doch dieser Vorteil wird durch ein erhebliches, bislang nicht ausreichend geklärtes Risiko erkauft.

Denn bei der Frage, ob sich DNA aus Impfstoffen in den menschlichen Zellkern integrieren kann, bleiben viele Forscher alarmiert. Das liegt daran, dass die DNA aus den Impfstoffen, wie ausgeführt, komplexen Integrationsmechanismen in der Zelle unterliegt. Dabei müssen sich die eingeimpften

Plasmide auch in den Zellkern integrieren. Das gehört zur Wirkungsweise der DNA-Impfstoffe. Einige Wissenschaftler ziehen bis in die Gegenwart die Möglichkeit in Betracht, dass sich DNA aus DNA-Impfstoffen in unsere eigene DNA im Zellkern einbauen könnte. Diese Möglichkeit wurde zum Beispiel 2015 im *Asian Pacific Journal of Tropical Biomedicine*[27] und 2014 in *Human Vaccines and Immunotherapeutics*[28] festgehalten. Schon seit vielen Jahren wird darauf hingewiesen, beispielsweise 2006 in *Developments of Biologicals*[29]. Die potenzielle Insertion von DNA wird also in entsprechenden Publikationen seit Langem und durchgehend dokumentiert. Bei allen genannten Journalen handelt es sich um wissenschaftliche Fachzeitschriften mit Peer-Review. Das bedeutet, die Beiträge werden vor der Veröffentlichung einer Begutachtung durch mehrere Experten unterzogen, wobei weder den Experten die Autoren namentlich genannt werden noch umgekehrt.

Auch der Biologe und pharmazeutische Berater Patric Vogel räumte in einer aktuellen Abhandlung über Impfstoffe gegen SARS-CoV-2 aus dem Jahr 2020 ein, dass die Gefahr der Insertion von DNA-Impfstoffen noch nicht ausgeschlossen werden kann.[30] Eine Insertion könnte beispielsweise zu einem potenziell höheren Krebsrisiko führen, falls es durch die Insertion zur Aktivierung von Onkogenen kommt. Das sind Genabschnitte, die bei übermäßiger Aktivierung die normale Wachstumsrate unserer Zellen in Richtung Tumorwachstum entarten lassen können. Außerdem könnte es zur Deaktivierung antikarzinogener Gensequenzen kommen, welche die Baupläne unserer Anti-Krebs-Proteine beinhalten. Diese benötigt unser Immunsystem bei der täglichen Abwehr potenzieller Krebszellen. Insertionen können auch andere Folgeerkrankungen begünstigen. Genetische Abläufe sind sehr komplex. Das zeigt bereits das vorangegangene Beispiel der Genexpression mit der Proteinbiosynthese als wichtigstem Prozess.

Bislang wurde weltweit noch nie ein DNA-Impfstoff in der Humanmedizin zugelassen. Wie bei den RNA-Impfstoffen lag vor COVID-19 keine nennenswerte Sicherheitshistorie vor. Abgesehen von den aktuellen teleskopierten Verfahren gab es keine umfangreichen klinischen Testungen von DNA-Impfstoffen an großen Probandengruppen. Es fehlt also die empirische Basis, um die genannten Bedenken bereits ausräumen zu können. Dennoch bestehen seitens der Unternehmen, die Patente auf DNA-Impfstoffe besitzen und an deren Entwicklung arbeiten, seit Jahren Bemühungen, dieser Impfstoffplattform zum Durchbruch zu verhelfen.

Mit Stand vom 17.12.2020 befanden sich acht DNA-Impfstoffe gegen COVID-19 in klinischer Testung. Der am weitesten fortgeschrittene DNA-Kandidat befand sich zu diesem Zeitpunkt am Beginn der klinischen Phase III. Dieser Impfstoff der Firma Inovio wurde unter den DNA-Impfstoffen von Anfang an als Favorit gehandelt. Wir werden uns mit diesem Kandidaten ebenfalls noch näher befassen.

■ Virale Vektorimpfstoffe

Der Impfstoff, der es im Zusammenhang mit SARS-CoV-2 zur größten medialen Bekanntheit gebracht hat, ist ein viraler Vektorimpfstoff. Es handelt sich um den »Oxford-Impfstoff«, der aus einer Kooperation der Unternehmen AstraZeneca und Vaccitech entstanden ist. Kein anderer Impfstoff war schon im Frühjahr 2020 in der öffentlichen Wahrnehmung so präsent wie dieser. Auch mit ihm werden wir uns im vierten Buchteil, der die Favoriten behandelt, noch näher auseinandersetzen.

Virale Vektorimpfstoffe zählen zu den genetischen Kandidaten, weil sie auf gentechnisch modifizierten Trägerviren beruhen. Diesen Trägerviren wird die Information für die Bildung eines viralen Proteins, in unserem Fall von SARS-CoV-2, eingesetzt. Die Trägerviren werden auch als Vektoren bezeichnet. Es handelt sich um Erreger, die nach aktuellen Erkenntnissen für Menschen ungefährlich sind. Virale Vektorimpfstoffe können auf DNA-Viren oder RNA-Viren basieren. Der große Favorit aus Oxford nutzt ein DNA-Adenovirus, das bei Schimpansen Erkältungskrankheiten hervorruft, jedoch für Menschen als ungefährlich eingestuft wird. Der Entwurf solcher Vakzine erfolgt in der Regel mithilfe von Computermodellen. Danach werden die Viren gentechnologisch im Labor zusammengesetzt.

Achtung! Lassen Sie sich durch vereinfachende Medienberichte und Erklärvideos auch im Fall der Vektorimpfstoffe nicht in die Irre führen. Die Vorstellung, dass man den Vektorviren einfach das Stachelprotein von SARS-CoV-2 »einpflanzt«, und das war's dann, ist grob vereinfachend und daher falsch. Die Erzeugung des viralen Proteins erfolgt auch bei Vektorviren erst in unserem Körper, nachdem die Virionen des Vektorvirus in die Zellen eingedrungen sind.

Wie gesagt, wird dem Vektorvirus die Gensequenz für den Bau eines viralen Antigens eingesetzt. Nach der Impfung dringen die Virionen des Vektorvirus in unsere Zellen ein und starten dort eine Art Infektionsprozess. Zuvor wurden sie in den meisten Fällen dahingehend genetisch modifiziert, dass sie im Rahmen dieser Vorgänge nicht mehr in der Lage sind, die Vermehrung ihrer selbst, also die Vermehrung des Vektorvirus, zu veranlassen.

Vielmehr führt der Infektionsprozess dazu, dass der genetische Bauplan für ein virales Antigen von SARS-CoV-2 in unsere Zellen entlassen wird. Durch die bereits zuvor ausführlich beschriebenen Vorgänge der Genexpression unseres Körpers landet schlussendlich wieder virale mRNA an den Ribosomen und wird der Proteinbiosynthese zugeführt, sodass das virale Antigen gebildet wird. Dieses Prozedere ist Standard. Da es unterschiedliche Ansätze mit Vektorviren gibt, können die Abläufe bei einigen Kandidaten von diesem Wirkungsprinzip auch abweichen.

Der biologischen Wirkungsweise von Vektorimpfstoffen liegen also komplexe Integrationsmechanismen in der Zelle zugrunde. Die meisten viralen Vektorkandidaten gegen COVID-19 basieren auf DNA-Viren wie zum Beispiel den genannten Adenoviren. Insbesondere für DNA-Vektorimpfstoffe hält Patric Vogel fest: »Ein weiterer Aspekt bei einigen Vektorimpfstoffen, besonders DNA-Viren wie Adenoviren, ist die Gefahr, dass sie sich dauerhaft in das Genom der geimpften Person einbauen. Die langfristigen Konsequenzen dieser Veränderung des

Genoms können nur ungenügend abgeschätzt werden.«[31] Es ist bekannt, dass auch die nicht-vermehrungsfähigen Adeno-Vektorviren bei bis zu einem Prozent der Zellen, in die sie gelangen, zufällig ins Genom der geimpften Person integrieren können.[32]

Virale Vektorimpfstoffe blicken auf eine im Vergleich zu RNA- und DNA-Impfstoffen umfangreichere Historie der Testung und Anwendung zurück. Die meisten von ihnen wurden zwar nur in der Veterinärmedizin zugelassen, aber es kam in der jüngsten Vergangenheit bereits zu ersten Zulassungen in der Humanmedizin. Beispielsweise wurde 2019 ein vektorbasierter Impfstoff gegen Ebola zugelassen. Dieser beruht allerdings im Gegensatz zu den meisten Kandidaten gegen Corona auf einem RNA-Virus aus der Familie der Rhabdoviren. Außerdem werden Ebola-Impfungen nicht an die breite Weltbevölkerung aller Altersgruppen verabreicht, wie es bei den COVID-19-Impfstoffen geplant ist, sondern an Menschen, die in Ebola-Risikogebieten leben oder sich dort aufhalten. Ebola ist eine schwere, ansteckende Krankheit mit etwa 70 Prozent Infektionssterblichkeit, je nach Quelle auch mehr. Die Seuche kann jeden treffen, alt oder jung, gesund oder vorerkrankt. Die Sterblichkeit ist bei Kindern am höchsten. Die Risiko-Nutzen-Abwägung für Personen in Ebola-Risikogebieten fällt ohne Zweifel anders aus als bei Corona. Vor allem die Abwägungen für Menschen außerhalb der Corona-Risikogruppen unterscheiden sich stark von Menschen in Ebola-Gebieten.

Trotz dieser ersten Zulassungen handelt es sich bei Vektorimpfstoffen um eine relativ junge Plattform, für die im Vergleich zu konventionellen Impfstoffen weniger Erfahrungswerte vorliegen. Neben den von Vogel eingebrachten Bedenken hinsichtlich der potenziellen Insertion von DNA-Vektorviren ins Genom bestehen weitere offene Fragen, die ich für relevanter als die Bedenken wegen der Insertion halte. Sie bedürfen einer sorgfältigen Testung der Kandidaten in einem möglichst unverkürzten Verfahren, bevor virale Vektorimpfstoffe an Milliarden von Menschen verabreicht werden:

Auf den Philippinen häuften sich 2015, kurz nach dem Start eines vektorbasierten Impfprogramms gegen das Dengue-Fieber, die Fälle von geimpften Kindern, die einen besonders schweren Verlauf der Infektionskrankheit aufwiesen. Das Impfprogramm musste abgebrochen werden.[33] Zwar kann man daraus keine unmittelbaren Schlüsse hinsichtlich der Vektorimpfstoffe gegen SARS-CoV-2 ziehen, jedoch äußern Wissenschaftler seither immer wieder die Bedenken, dass Vektorimpfstoffe zu adversen, also gegenteiligen Effekten führen könnten, beispielsweise indem sie die Bildung sogenannter infektionsverstärkender Antikörper anregen.

Um diese und ähnliche Gefahren möglichst auszuschließen, wären aus Gründen der Vorsorge unverkürzte Kohortenstudien nötig, in denen geimpfte Personen und die Wirkung der Impfstoffe über längere Zeit beobachtet werden. Nur Langzeitbeobachtung ermöglicht die Evaluierung einer großen Zahl von Erkrankungsfällen nach der Impfung, um Wirkungen und unerwünschte Wirkungen auf Basis einer umfangreichen Datengrundlage statistisch aussagekräftig auswerten zu können.

Im folgenden Buchteil werden die grundsätzlichen Überlegungen zur Wirkungsweise genetischer Impfstoffe und die Problemfelder der teleskopierten Impfstoffsicherheit noch weiter vertieft. Wir werfen einen Blick auf das heiß umstrittene Thema der potenziellen Langzeitnebenwirkungen und Spätfolgen.

Teil 3

■ **Gibt es Langzeitnebenwirkungen und Spätfolgen?**

■ Warum Langzeitbeobachtung wichtig ist

Wie wichtig sorgfältige Beobachtung und Evaluierung sind, macht ein besorgniserregender Bericht der Impfstoffforscherinnen und Impfstoffforscher Susan Buchbinder, Juliana McElrath, Carl Dieffenbach und Lawrence Corey deutlich, der im Oktober 2020 in *The Lancet* publiziert wurde.[34] Darin geht es um virale Vektorimpfstoffe, die auf Adenoviren basieren, und zwar auf sogenannten Typ-5-Adenoviren. Eine solche Impfstoffplattform ist etwa gleich weit fortgeschritten wie der »Oxford-Impfstoff« und gehört zu den Favoriten gegen SARS-CoV-2 in der klinischen Phase III.

Im Dezember 2020 begann die Teilnahme von 20 000 Probanden an dieser Testphase[35], wobei es sich um einen Kandidaten der Firma CanSino Biologics in Kooperation mit dem Beijing Institute of Biotechnology handelt. Dieser Kandidat könnte ebenfalls noch zugelassen werden, wenn auch vermutlich nicht in der EU, da das chinesische Unternehmen für eine EU-Zulassung einen Firmensitz in einem Land der Europäischen Union bräuchte. Das ist aktuell nicht der Fall, ließe sich aber noch ändern. Mit Stand vom 17.12.2020 führte die WHO den Impfstoff im vordersten Bereich der internationalen Liste direkt nach dem Oxford-Impfstoff. Die Bill & Melinda Gates Stiftung unterstützte CanSino und ihren Kandidaten in den Jahren 2015 und 2020 mit Investments von insgesamt mindestens 550 000 US-Dollar.[36] Außerdem befanden sich im Dezember 2020 drei weitere virale Vektorimpfstoffe, die auf dem Adenovirus des Typs 5 basieren, in der klinischen Testung, waren aber nicht so weit entwickelt wie der Kandidat von CanSino.

In dem Bericht in *The Lancet* bezogen sich die Autorinnen und Autoren vorwiegend auf den Impfstoff von CanSino: »Wir drücken unsere Besorgnis über die Verwendung eines rekombinanten Vektor-Adenovirus vom Typ 5 aus, der gegen COVID-19 in einer Phase-I-Impfstoffstudie sowie in anschließenden fortgeschrittenen Studienphasen eingesetzt wird. Vor mehr als einem Jahrzehnt schlossen wir zwei Phase-II-Studien mit einem Impfstoff gegen HIV ab, der auf einem Vektor-Adenovirus des Typs 5 basierte. Der Impfstoff wurde dreimal verabreicht, um vor HIV-1 zu schützen. [Anm.: HIV-1 ist das häufigste HI-Virus.] Beide internationalen Studien stellten bei geimpften Männern ein erhöhtes Risiko fest, sich mit HIV-1 zu infizieren.«[37]

> Nun kommt das Wesentliche: Dieser schwerwiegende adverse Effekt, den die Studienautoren beschreiben, wurde erst im Rahmen einer Langzeitbeobachtung festgestellt, die sich über Jahre erstreckte. Deren Auswertung ergab, dass das HIV-Ansteckungsrisiko innerhalb von 18 Monaten nach der Impfung erhöht war. Es gab keine Möglichkeit, diese Auswirkung durch klinische Symptome als Impfnebenwirkung zeitnah nach der Verabreichung vorauszusehen. Und selbst wenn man Zigtausende Probanden in die Studie einbezogen hätte, wäre der adverse Effekt nicht früher sichtbar geworden. Um ihn festzustellen, mussten die Probanden eineinhalb Jahre beobachtet werden. Was der Impfstoff auslöste, wurde erst sichtbar, nachdem genügend Zeit verstrichen war. Da es sich um einen komplexen Folgemechanismus handelte, war Langzeitbeobachtung die einzige Möglichkeit,

> diesen überhaupt festzustellen. Hätte man diesen Impfstoff nach wenigen Monaten der klinischen Testung im teleskopierten Verfahren zugelassen, wie es bei SARS-CoV-2 nun geschehen ist, hätte man diese Langzeitfolge vor der Zulassung nicht feststellen können. Die Zulassung wäre erfolgt, der Schaden erst nach längerer Zeit erkennbar geworden. Er wäre eben zeitverzögert sichtbar geworden. Es ist falsch und fahrlässig, wenn Interessenvertreter und manche Medienvertreter seit dem Auftreten von COVID-19 den Eindruck vermitteln, die teleskopierte Impfstoffsicherheit führe nicht zu einem erhöhten Risiko, dass man adverse Effekte, die sich nur durch Langzeitbeobachtung und langfristige Auswertungen feststellen lassen, übersehen kann. Diese Behauptung muss aus wissenschaftlicher Sicht scharf zurückgewiesen werden.

Dieses Beispiel zeigt, wie komplex und unvorhersehbar das Auftreten adverser Effekte sein kann. Je stärker man die Langzeitbeobachtung verkürzt – und bei COVID-19-Impfstoffen wurde sie signifikant verkürzt –, desto höher ist das Risiko, dass sich später noch ein adverser Effekt zeigt, den man nicht voraussehen konnte. Das Vorsorgeprinzip, das eng an die Impfstoffsicherheit geknüpft ist, verlangt danach, dass solche Risiken durch Wartezeiten und unverkürzte Langzeitbeobachtungen sorgfältig und gewissenhaft minimiert werden. Auch wenn man sie nie ganz ausschließen kann, lassen sie sich durch längere Follow-up-Phasen und Evaluierungen jedenfalls deutlich reduzieren.

Die Impfstoffforscher, die diesen alarmierenden Bericht in *The Lancet* veröffentlichten, fuhren fort, indem sie von einer

Konferenz der Impfstoffforschung im Jahr 2013 berichteten, in der die wissenschaftliche Community zu folgendem Schluss gekommen sei: »Der Konsens dieser Konferenz war die Warnung, dass auch andere Impfungen, die sich nicht gegen HIV richten, jedoch ähnliche Vektorviren nutzen, vor allem in Gebieten mit hohem HIV-Aufkommen bei der geimpften Population die Wahrscheinlichkeit einer HIV-Infektion erhöhen.«[38] Das könnte auch einige der Vektorkandidaten gegen COVID-19, die Typ-5-Adenoviren oder ähnliche Trägerviren nutzen, potenziell betreffen. Bringt man die geäußerten Bedenken auf den Punkt, könnten solche Impfstoffe zwar vor COVID-19 schützen, auf lange Sicht aber das Risiko anderer viraler Infektionen wie beispielsweise mit HIV erhöhen. Man stelle sich vor, welches gesundheitspolitische Desaster ein vorschnell zugelassener Vektorimpfstoff gegen COVID-19 mit derartigen adversen Effekten in benachteiligten Weltregionen und HIV-Hotspots wie beispielsweise in afrikanischen Ländern wäre. Dann wird besonders deutlich, dass Impfstoffsicherheit eine äußerst bedeutsame ethische und soziale Maxime mit großer Tragweite ist, die man nicht auf die leichte Schulter nehmen darf. Langzeitbeobachtung gehört unbedingt zu dieser Maxime.

Die Autorinnen und Autoren berichteten zudem über weitere Follow-up-Studien, die ihre Bedenken bestätigten. Auffallend ist laut ihrem Bericht, dass man dabei zu dem Schluss gekommen sei, dass die erhöhte Gefahr einer HIV-Infektion nicht mit dem eigentlich eingebrachten HIV-Antigen zusammenhängt, sondern mit dem verwendeten Vektorvirus. Der genaue Mechanismus könne noch nicht aufgezeigt werden. Aber es sei davon auszugehen, dass es bei der Impfung zu Wechselwirkungen mit einer vorbestehenden Immunität gegen die verwendeten Vektor-Adenoviren gekommen sei. Dies folgerten die Autorinnen und Autoren daraus, dass sich vor allem jene Geimpften statistisch mit höherer Wahrscheinlichkeit mit HIV infizierten, die schon zuvor T-Zellen-Immunität gegenüber Adenoviren gebildet hatten, mit denen sie in Kontakt gekommen waren.

Adenoviren des Typs 5 gehören zu den häufigsten Viren, denen unsere Spezies ausgesetzt ist. 40 bis 45 Prozent der Menschen weisen eine vorbestehende Immunität gegen Adenoviren dieses Typs auf.[39] Diese Zusammenhänge müssen noch genauer erforscht werden, dürften aber über sehr komplexe immunbiologische Mechanismen und Wechselwirkungen erklärbar sein, die niemand im Vorfeld voraussehen kann. Genau aus diesem Grund verlangt das Vorsorgeprinzip höchste Zurückhaltung bei der Zulassung von Impfstoffen, die mit derartigen Fragezeichen versehen sind.

Nicht die Kritiker der teleskopierten Testverfahren müssen den Beweis erbringen, dass eine Impfung unsicher ist und Spätfolgen verursachen wird, sondern – umgekehrt – die Unternehmen, die einen Impfstoff in Umlauf bringen wollen, müssen mit großer Sorgfalt im Vorfeld alles tun, um das Risiko adverser Effekte auch dann zu minimieren, wenn diese zeitverzögert sichtbar werden. Und das geschieht eben durch althergebrachte Wartezeiten und Langzeitbeobachtungen sowie sorgfältige Evaluierung vor der Zulassung. Das Gleiche gilt natürlich auch für den Nachweis der Wirksamkeit und deren Dauer, denn das Prinzip der Impfstoffsicherheit verlangt auch einen empirischen Nachweis, dass der Nutzen die Risiken überwiegt.

Es ist wirklich erstaunlich, dass wir nach dem Jahr 2020 in eine Lage geraten sind, in der man dieses unumstößliche Einmaleins der Impfstoffsicherheit erklären und gegen permanente Untergrabung verteidigen muss. Über den Vektorimpfstoff von CanSino haben auch deutschsprachige Medien mehrmals berichtet. Allerdings erwähnt die Berichterstattung nicht die gravierenden wissenschaftlichen Vorbehalte gegenüber Vektorimpfstoffen, die ein Typ-5-Adenovirus nutzen. Es wird lediglich auf die kurzzeitige Wirkung abgestellt, die bisher evaluiert werden konnte, aber nicht auf mögliche Langzeitfolgen. Die Wissenschaftsredaktion des *Norddeutschen Rundfunks (NDR)* berichtete etwa über diesen Impfstoff: »Die Forscher zeigten sich vorsichtig optimistisch, da ihr Impfstoff bei den Probanden zu einer erhofften Reaktion des Immunsystems geführt hat und sich keine schweren Nebenwirkungen gezeigt haben.«[40] Die Bedenken wegen möglicher adverser Langzeiteffekte, die gegen diese Art von Impfstoff von Experten vorgetragen wurden, bleiben in dem Artikel unerwähnt.

Auch die *Wiener Zeitung* berichtete nicht ausreichend differenziert über den Typ-5-Adenovirusvektor. Es handle sich lediglich um ein »entschärftes Trägervirus, das für Menschen nicht mehr schädlich ist«.[41]

Beide Zitate veranschaulichen exemplarisch, wie in den Medien sogar solche Impfstoffe zu wenig kritisch als vielversprechend dargestellt werden, gegen die ernste Vorbehalte wegen schwerwiegender möglicher Spätfolgen bestehen. Auch wenn ein Impfstoff mit dem Typ-5-Adeno-Vektorvirus – wie beispielsweise der von CanSino – bereits zwei klinische Phasen abgeschlossen hat und der Impfstoff aufgrund positiver Ergebnisse, die in teleskopierten Testverfahren zustande gekommen sind, sicher zu sein scheint, bedeutet das nicht, dass er auch völlig bedenkenlos ist. Denn trotz dieser Einschätzung des Kandidaten als vielversprechend und obwohl in den verkürzten Phasen keine schweren Nebenwirkungen im eigentlichen

Sinn erfasst wurden, gelten die genannten Einwände wegen möglicher adverser Langzeiteffekte natürlich weiterhin. Diese konnten ja in den Monaten der Testung nicht ausgeschlossen werden, weil sie, wie wir schon wissen, nur im Langzeitmonitoring evaluiert werden können.

■ Vielfalt potenzieller Spätfolgen

In einem Primatenversuch mit Rhesusaffen wurden ähnlich alarmierende Erkenntnisse gewonnen wie in der genannten HIV-Impfstoffstudie. Ein Teil der Affen wurde zunächst unter natürlichen Bedingungen einem Adenovirus des Typs 5 ausgesetzt. Dann wurden alle Affen mit einem viralen Vektorimpfstoff auf Basis eines solchen Typs der Adenoviren gegen SIV geimpft. Dabei handelt es sich um das Simiane Immundefizienz-Virus, also um einen Verwandten von HIV, der Affen infiziert. SIV dürfte auch der Vorläufer des HI-Virus sein, der vor Jahrzehnten von Primaten auf Menschen übergesprungen ist. In dem Primatenversuch entwickelten die Affen, die vor der Impfung dem Adenovirus ausgesetzt waren, eine höhere Gefahr, sich auch bei geringer Virenlast mit SIV zu infizieren.[42] Diese Studie, die im *Journal of Virology* publiziert wurde, bestätigt die komplexen Bedenken bezüglich des Einsatzes von Vektorviren unter verkürzten Bedingungen.

Keinesfalls möchte ich mit solchen Bedenken das Potenzial von Vektorimpfstoffen schmälern. Diese könnten nach sorgfältiger Testung und ausreichend langer Evaluierung möglicher adverser Effekte genauso wie RNA-Impfstoffe eine wichtige Rolle in der zukünftigen Humanmedizin spielen. Aber wie wollen wir derart komplexe Wechsel- und Folgewirkungen in stark teleskopierten Zulassungsverfahren ohne Langzeitbeobachtung feststellen und so weit wie möglich ausschließen? Immunologische Zusammenhänge sind einfach zu vielschichtig und teilweise noch zu unerforscht, um in diesem Punkt sorglos zu sein.

Nun sind neben Adenoviren des Typs 5 auch andere Vektorimpfstoffe auf Basis von Adenoviren im Rennen. Der »Oxford-Impfstoff« ist einer davon. Er nutzt ein Schimpansen-Adenovirus, sodass zumindest die alarmierenden Erkenntnisse aus der HIV-Studie mit den Adenoviren des Typs 5 nicht direkt übertragbar sind. Aber können wir andere, ähnliche adverse Effekte bei solchen Kandidaten nach so kurzer Testung wirklich so gut wie möglich ausschließen?

Wie wirkt sich eine virale Vektorimpfung auf die Effizienz anderer Impfstoffe aus, die auf demselben Vektorvirus basieren? Kommt es dann zu ungünstigen Kreuzwirkungen? Erhöhen diese Impfstoffe womöglich die Gefahr einer anderen viralen Infektion? Könnten sich derartige Folgeerscheinungen zum Beispiel in zwei oder drei Jahren noch erweisen? Sollten wir diese Langzeitbeobachtungen nicht doch lieber einhalten, um solche Risiken besser ausschließen zu können? Wie wir soeben gesehen haben, geht es ja nicht nur um unmittelbare Nebenwirkungen, die direkt nach der Impfung auftreten und die man als *Reaktogenität* bezeichnet. Nein, es geht um komplexe Folgeerscheinungen, um mögliche Kreuz-, Wechsel- und Kaskadenwirkungen.

Patric Vogel, der Biologe und Pharmazieberater, weist darüber hinaus auf offene Fragen bezüglich der Wiederholung der Impfung hin. Aufgrund der teleskopierten Testphasen kann derzeit niemand sagen, wie lange die Schutzwirkungen der zugelassenen Kandidaten anhalten und in welchen Abständen die Impfung aufgefrischt werden muss. Die Grundimmunisierung erfolgt bei allen bisher fortgeschrittenen Kandidaten durch zwei Impfungen im Abstand von etwa einem Monat. Die bisherigen Erkenntnisse deuten aber darauf hin, dass die Immunisierung regelmäßig wiederholt werden muss.

Vogel gibt zu bedenken, dass es offenbleibt, ob ein Impfschutz, der aus einem viralen Vektorimpfstoff wie etwa dem Kandidaten aus Oxford resultiert, überhaupt durch dieselbe Impfstoff-Plattform aufgefrischt werden kann: »Wenn zum Beispiel ein Impfstoff auf Basis von Adenoviren eingesetzt wird, baut sich gegen den Adenovirus-Vektor eine Immunität auf, die langfristiger ist als gegen das Coronavirus-Antigen. In diesem Fall würde die Auffrischungsimpfung ein bis drei Jahre später Gefahr laufen, zu versagen, da das Immunsystem das Vektorvirus blockiert und gar nicht erst die Wirkung entfalten kann.« Das würde bedeuten, dass der betreffende virale Vektorimpfstoff nur für den einmaligen Einsatz geeignet ist. Die Impfung müsste mit einem anderen Impfstoff aufgefrischt werden. Das würde dann wiederum weitere Fragen rund um die Sicherheit und Wirksamkeit derartiger kombinierter Auffrischungsimpfungen aufwerfen, die erst sorgfältig abgeklärt werden müssten.

Vogel kommt daraufhin zu dem gleichen Schluss, auf den auch ich mit diesem Buch hinausmöchte. Dabei handelt es sich eigentlich um eine banale Erkenntnis, die man vor dem Jahr 2020 gegenüber niemandem lange hätte erklären und verteidigen müssen. Er schreibt: »Es sind also noch viele wissenschaftliche Studien und Zeit notwendig, um die Dauer der Immunität und andere wichtige Aspekte von SARS-CoV-2 genauer zu analysieren.«[43]

Was die RNA-Impfstoffe betrifft, so wurde erst im Oktober 2018 in einer Publikation der Cambridge University[44] darauf hingewiesen, dass diese Plattform noch zahlreiche offene Fragen in Bezug auf Sicherheit und Wirksamkeit mit sich bringt:

»Es ist noch viel zu tun, bevor mRNA-Impfstoffe eine Standardbehandlung werden können. Wir benötigen ein besseres Verständnis ihrer potenziellen Nebenwirkungen und mehr Evidenzen für ihre Langzeiteffizienz.«[45] In der Publikation wird explizit auf »unerwünschte Immunreaktionen« aufmerksam gemacht.[46] Unter dem Punkt »Sicherheit« ist außerdem vermerkt, man benötige noch ein »besseres Verständnis der adversen Effekte der Impfstoffe. Diese können Entzündungen und Autoimmunreaktionen inkludieren.«[47]

Ich verweise noch einmal auf die Komplexität des menschlichen Immunsystems und Organismus. Das Beispiel mit den Vektorimpfstoffen gegen HIV hat uns sehr deutlich gemacht, dass gesundheitsschädigende Wechselwirkungen und adverse Effekte aufgrund von schwer vorhersehbaren immunologischen Zusammenhängen sehr wohl auch zeitverzögert evident werden und daher nur durch übliche Langzeitbeobachtungen erfassbar sein können. Auch für die RNA-Plattform gilt die Frage: Wie können wir nach so stark teleskopierten Testverfahren jene Bedenken, die kurz vor COVID-19 sogar von Impfstoffforschern noch als ungeklärte Risiken bewertet wurden, einfach vom Tisch wischen? Wie können wir behaupten, der Ausfall langfristiger Evaluierungen berge nicht ein erhöhtes Risiko, dass zeitverzögert auftretende Folgen übersehen werden können?

Oft wird behauptet, so etwas wie Spätfolgen gebe es nicht. So bringen Interessenvertreter der pharmazeutischen Industrie häufig das Beispiel des Impfstoffs Pandemrix gegen die Schweinegrippe ins Spiel. Auch dieser wurde unter verkürzten Zulassungsverfahren auf den Markt gebracht. Später stellte sich heraus, dass als seltene Nebenwirkung eine Autoimmunreaktion im Gehirn auftrat, die das Schlaf-Wach-Zentrum betraf und zu der unheilbaren Krankheit der Narkolepsie führte. Dem Impfstoff wurde die Zulassung entzogen. Diese seltene Nebenwirkung sei, so die Interessenvertreter, auch durch Langzeitbeobachtung vor der Zulassung nicht feststellbar gewesen. Das Problem sei vielmehr gewesen, dass die Teilnehmerzahl der Phase III nicht dazu ausgereicht habe, sehr seltene Nebenwirkungen zu erfassen. Es gehe also nicht um den Faktor Zeit, sondern um den Faktor des Studienumfangs im Sinne der Anzahl der Probanden. Diese sei bei vielen Kandidaten gegen COVID-19 aber groß.

Dieser Argumentation kann man im konkreten Fall von Pandemrix durchaus zustimmen. Jedoch wird dabei verschwiegen, dass es eben sehr wohl adverse Effekte und Gesundheitsrisiken gibt, die in verkürzten Verfahren auch bei großer Probandenzahl nicht bemerkt werden können, während sie bei Langzeitbeobachtung feststellbar sind. Ein solches Beispiel, welches die Argumentation mit Pandemrix widerlegt, habe ich ja zuvor im Zusammenhang mit Vektorimpfstoffen und erhöhtem HIV-Risiko erläutert, und hierbei war eine Langzeitbeobachtung nötig, um diesen adversen und höchst relevanten Sicherheitsaspekt überhaupt festzustellen. Es stimmt also schlichtweg nicht, wenn behauptet wird, dass Langzeitbeobachtungen nicht sicherheitsrelevant seien. Auch das Beispiel mit Pandemrix kann diese Einwände nicht ausräumen.

Ein ähnliches Potenzial für adverse Effekte, das nur durch Langzeitbeobachtung festgestellt werden kann, ist ein erhöhtes Krebsrisiko. Nach Impfungen ist es unmöglich, in Millionen von Zellkernen nach möglichen Schäden oder Veränderungen am Genom zu suchen. Aber bereits ein betroffener Zellkern kann das Tumorrisiko eines Menschen erhöhen, wenn antikarzinogene Abschnitte deaktiviert oder Onkogene aktiviert werden. Potenzielle Tumorrisiken können in vivo letztlich nur durch ausreichend lange Beobachtung erkannt werden, da sie erst klinisch evident werden, wenn es bereits zur Entstehung von Krebszellen gekommen ist. Diese können sich über den Blutkreislauf und das Lymphsystem im Organismus verbreiten.

Ich habe erwähnt, dass einige Wissenschaftler noch nicht ausschließen wollen, dass Vektorimpfstoffe mit DNA-Viren – also wie zum Beispiel mit Adenoviren – wegen der komplexen Integrationsmechanismen, die auch den Zellkern betreffen, ein potenzielles Krebsrisiko bergen. Auch haben wir uns schon damit befasst, warum dasselbe Risiko insbesondere bei DNA-Impfstoffen bis in die Gegenwart von Experten immer wieder in Erwägung gezogen wird. Aber wie ist es bei den mRNA-Impfstoffen? Kann eine Veränderung des Genoms bei diesen wirklich gewissenhaft ausgeschlossen werden? Bis vor Kurzem hätte ich dieses Risiko mit großer Überzeugung negiert, da die mRNA ja direkt in die Proteinbiosynthese außerhalb des Zellkerns eingreift und sich nicht in den Zellkern integrieren kann. Rechtzeitig vor Reaktionsschluss für dieses Buch legten Wissenschaftler aber neue Erkenntnisse vor und warfen zumindest weitere Fragen auf, die man ernst nehmen sollte.

Am 13. Dezember 2020 veröffentlichte ein siebenköpfiges Team von Molekularbiologen und Genetikern rund um Liguo Zhang von der Duke University in North Carolina und Rudolf Jaenisch vom Massachusetts Institute of Technology (MIT) den Vorabdruck einer kürzlich abgeschlossenen Studie, die in vitro an Zellkulturen durchgeführt wurde sowie zusätzlich auf genetische Analysen von Menschen zurückgriff, die mit SARS-CoV-2 infiziert gewesen waren. In dieser Studie wurden Hinweise darauf gefunden, dass die RNA von SARS-CoV-2 durch enzymatische Prozesse in unseren Zellen in DNA umgewandelt werden könnte und dass sich Teile dieser DNA ins Genom im Zellkern integrieren könnten.[48] In einem Magazinbeitrag in *Science* wurde diese Studie aufgegriffen.[49]

Die Erkenntnisse werfen vor allem Fragen im Zusammenhang mit den PCR-Tests auf. Sollte sich bewahrheiten, dass Teile der viralen RNA sich nach der enzymatischen Umwandlung in DNA ins Genom integrieren, würde das bedeuten, dass PCR-Tests möglicherweise bei Genesenen, die das Virus nicht mehr in sich tragen, positiv anschlagen. Dieser Möglichkeit muss unbedingt nachgegangen werden.

Darüber hinaus können an diese Ergebnisse auch grundsätzliche Überlegungen zu den mRNA-Impfstoffen geknüpft werden. Das Enzym, das die virale RNA in DNA umwandelt, nennt sich »reverse Transkriptase«. Offenbar ist – das legt die neue Studie nahe – SARS-CoV-2 dazu in der Lage, dieses Enzym herzustellen. Es ist schon lange bekannt, dass bestimmte Viren – insbesondere Retroviren – das Enzym produzieren. Mit seiner Hilfe können Retroviren ihr Erbgut dauerhaft in das Genom eines Menschen einfügen, und es gibt dann keine Möglichkeit mehr, diese Insertion rückgängig zu machen.

Retroviren begleiten uns Menschen sowie viele andere Lebensformen evolutionär seit langer Zeit und beeinflussen unsere Gene. Sie spielen daher auch eine Rolle in der Evolution unserer Spezies. Einige Retroviren scheinen harmlos zu sein, andere können Krankheiten auslösen. Der AIDS-Erreger HIV gehört zu den Retroviren. Andere Vertreter dieser Virenfamilie können unspezifische Störungen des Nervensystems oder Immunsystems verursachen. Einige gelten als Tumorviren und können durch ihre Beeinflussung des menschlichen Genoms die Entstehung verschiedener Krebsformen inklusive Leukämie begünstigen.

Eine zufällige Infektion mit einem Retrovirus – egal ob harmlos oder gefährlich, symptomatisch oder symptomlos – führt dazu, dass das genannte Enzym, also die reverse Transkriptase, in unseren Zellen vorhanden ist. Zusätzlich ist aber auch bekannt, dass die Zellen vieler Lebewesen das Enzym herstellen können. Auch menschliche Zellen sind unter bestimmten Bedingungen dazu in der Lage.[50] Jedenfalls gibt es Möglichkeiten, wie die mRNA aus den Impfstoffen in unseren Zellen auf das entsprechende Enzym treffen kann. Das bedeutet, es muss zumindest über die Möglichkeit diskutiert werden, dass auch mRNA aus Corona-Impfstoffen in menschlichen Zellen manchmal in DNA umgewandelt und dann ins Genom im Zellkern integriert werden könnte.

Diese Möglichkeit griff auch die Wissenschaftsredaktion des *Österreichischen Rundfunks (ORF)* auf.[51] Sie schrieb: »Sollten sich Jaenischs Hypothesen bewahrheiten, wäre damit auch die Frage aufgeworfen, was das für die gerade angelaufenen Coronavirus-Impfungen mit viraler RNA bedeutet. Könnte entgegen bisherigen Annahmen ein Teil davon in den Zellkern gelangen? Völlig auszuschließen ist das nach heutigem Stand des Wissens nicht.«

Wir halten fest: Aufgrund jüngster wissenschaftlicher Erkenntnisse können wir auch bei SARS-CoV-2, einem RNA-Virus, nicht mehr ganz sicher sein, ob eine Beeinflussung unserer im Zellkern schlummernden Gene nicht doch im Bereich des Möglichen liegt, indem virale RNA in DNA umgewandelt und in den Zellkern aufgenommen wird. Das wirft Fragen bezüglich der RNA-Impfstoffe auf, die zumindest ernst genommen und diskutiert werden sollten. Die Wissenschaftsredaktion des ORF weiß allerdings im nächsten Satz bereits zu beschwichtigen. Grund zur Sorge bestehe nicht. »Denn die Impfstoffe beinhalten bloß ausgewählte RNA-Stücke, die das Immunsystem für die Konfrontation mit dem Erreger vorbereiten. Ein infektiöses Virus kann daraus nicht entstehen. Und der von Jaenisch vorgeschlagene Mechanismus würde daran nichts ändern.«

Das ist grundsätzlich richtig. Aber das primäre Risiko der Insertion von genetischem Material ist nicht, dass daraus vollständige und infektiöse Coronaviren entstehen könnten. Diese Sorge hat kein seriöser Wissenschaftler je geäußert. Das eigentliche Risiko besteht darin, dass diese Insertion Schäden oder Veränderungen in unserem Zellkern verursachen könnten, die später zu Krankheitszuständen führen. Hier sind wir also wieder auf das Thema »zeitverzögerte adverse Effekte« gestoßen.

Wie erwähnt, können Insertionen beispielsweise dazu führen, dass antikarzinogene Sequenzen unserer DNA abgeschaltet oder Onkogene aktiviert werden. Tatsächlich ist die erste Gesundheitsgefahr, an die wir bei Insertionen denken sollten, ein potenziell erhöhtes Tumorrisiko. Es wäre daher auch bei mRNA-Impfstoffen ratsam, mit der massenhaften Anwendung erst zu beginnen, wenn derartige Fragen ausführlich diskutiert, beantwortet und empirisch geklärt wurden, das heißt: wenn die Gefahr von möglichen zeitverzögerten Gesundheitseffekten durch entsprechende Langzeitbeobachtungen sorgfältig minimiert wurde. Das verlangt das Prinzip der Vorsorge.

Ganz offensichtlich wissen wir eben doch noch nicht alles, was es rund um mRNA-Impfstoffe und deren Interaktion mit unseren komplexen Zellen zu wissen gibt. Die Studie von Zhang, Jaenisch und ihren Mitarbeitern führt uns dies vor Augen. Ich bin zuversichtlich, dass sich die bisherige Annahme, dass sich mRNA aus Impfstoffen unter keinen Umständen in DNA umwandeln und in den Zellkern integrieren kann, auch nach ausführlicher Klärung der neu aufgeworfenen Fragen bestätigen wird. Davon bin auch ich bisher immer ausgegangen. Aber ich plädiere dafür, diese Klärung sorgfältig und ohne Zeitdruck durchzuführen. Der menschliche Organismus ist komplex. Es wäre nicht das erste Mal, dass wir über seine komplizierten biologischen Regelkreise etwas Neues lernen, das uns überrascht.

Angesichts der bereits vorliegenden Erfahrungen mit adversen Effekten, die nur durch Langzeitstudien greifbar sind, erscheint es als schwer mit dem Vorsorgeprinzip vereinbar, an den teleskopierten Testverfahren festzuhalten. Das gilt insbesondere für die neuen und wenig erprobten Technologien, mit denen wir es zu tun haben. Dass Impfungen zu zeitverzögerten adversen Effekten und Krankheitszuständen führen können, ist seit Langem bekannt und wurde bereits 1999 im renommierten *British Medical Journal* dokumentiert, wo der Immunologe und Infektiologe John Classen forderte: »Wir sind zu der Überzeugung gekommen, dass die Öffentlichkeit vollständig darüber informiert werden soll, dass Impfstoffe, auch wenn sie in der Prävention von Infektionskrankheiten effizient sind, nachteilige Langzeitwirkungen haben können. Eine informierte Öffentlichkeit wird vermutlich angemessene Sicherheitstests verlangen, bevor die breite Immunisierung beginnt. Wir glauben, dass dies der Weg zu sicheren Impfstoffen ist.«[52]

Zum Zeitpunkt dieser Aussage war Classen einer der Herausgeber des *British Medical Journal*. Später entwickelte er sich zu einem wissenschaftlichen Vertreter der Impfkritik und sieht sich seither starkem Gegenwind ausgesetzt. Das schmälert aber seine Aussagen aus dem Jahr 1999 nicht, die in einer der wichtigsten medizinischen Fachzeitschriften veröffentlicht wurden und auf Studien gestützt waren. Ein Jahr zuvor hatte ein anderer Herausgeber des *British Medical Journal*, Tom Jefferson, ausdrücklich auf die Möglichkeit von Spätfolgen durch Impfungen verwiesen, deren Risiko folglich nur durch Langzeitbeobachtung reduziert werden kann.[53]

Gelten die bisher unumstrittenen, altbekannten Grundregeln der Vakzinologie, wie zum Beispiel, dass Langzeitbeobachtungen wichtig für die Impfstoffsicherheit und den Nachweis der Wirksamkeit sind, nach 2020 nicht mehr? Befinden wir uns in einer Zeit, in der Standards der Arzneimittelsicherheit, die von Medizinern teilweise noch in den 1990er-Jahren gegen Widerstände der pharmazeutischen Unternehmen erkämpft werden mussten, durch Lobbyarbeit von Interessenvertretern wieder untergraben und in Frage gestellt werden können? Zumindest gibt es offensichtliche Anzeichen, dass diese Entwicklung nicht ausgeschlossen werden kann.

Teil 4

■ **Favoriten und zugelassene Kandidaten**

▪ Siegeszug der genetischen Impfstoffe

Trotz aller zuvor genannten grundsätzlichen und wissenschaftlich begründeten Bedenken wird der Kurs der teleskopierten Impfstoffsicherheit seit Anfang 2020 fortgesetzt. Die Beobachtung der Kandidatenliste der WHO zeigt dabei eine eindeutige Präferenz für genetische Impfstoffe im Laufe des Fortschreitens der Studien und Zulassungen. Wie erwähnt, lag der Anteil der gemeldeten genetischen Impfstoffe seit Einführung der WHO-Liste konstant bei knapp unter 50 Prozent. Je weiter die Impfstoffe im Test- und Zulassungsprozess jedoch voranschreiten, desto stärker steigt der Anteil an genetischen Vakzinen unter den fortgeschrittenen Kandidaten an. Das geht so weit, dass Ende 2020 der Anteil der genetischen Kandidaten, die bereits eine Zulassung hatten oder kurz vor der Zulassung standen, 100 Prozent betrug.

Genetische Kandidaten, die inzwischen zugelassen wurden oder vor der Zulassung stehen, dominierten außerdem von Anfang an die mediale Berichterstattung und wurden von unterschiedlichen Staaten zu frühen Zeitpunkten vertraglich vorbestellt. Von dem Kandidaten von AstraZeneca kauften im Sommer 2020 einige EU-Länder, darunter Deutschland und Österreich, zusammen Hunderte Millionen Dosen ein.[54] Mit diesen Vorgängen werden wir uns in diesem Buchteil näher befassen, wenn es um die Porträts der einzelnen Favoriten und zugelassenen Impfstoffe geht. Ein Rückblick auf diese Vorgänge gehört einfach zu den umfassenden Betrachtungen rund um die Impfstoffzulassungen, die in diesem Buch angestellt werden. Denn es ist tatsächlich sehr erstaunlich, dass einzelne Impfstoffe schon so früh und in so großem Umfang eingekauft und vorproduziert wurden.

Das millionenfache vertragliche Vorbestellen von Impfstoffen durch Nationalstaaten wurde in einer multinationalen Stellungnahme von 140 Akademien der Wissenschaften als »Impfstoff-Nationalismus« kritisiert.[55] Dieser wurde von den beteiligten Wissenschaftlern entschieden abgelehnt. Der Zugang zu Impfstoffen durch Personen und Länder habe sich nicht nach der Zahlungsfähigkeit zu richten, sondern nach dem individuellen Bedarf. Des Weiteren wurde in der Stellungnahme vor Abkürzungen bei den Sicherheitstests gewarnt. Es sei ein offener, wissenschaftlich fundierter Prozess bei der Entwicklung der COVID-19-Impfstoffe notwendig, damit keine Zweifel an deren Sicherheit aufkommen könnten. Dies wurde auch in Anbetracht der wachsenden generellen Impfskepsis in der Bevölkerung als wichtig bewertet.

Weniger als die Hälfte aller weltweit gemeldeten Kandidaten sind genetische Impfstoffe:

Mit Stand vom 17.12.2020 befanden sich weltweit 233 gemeldete Impfstoffkandidaten gegen SARS-CoV-2 auf der Liste der WHO, von denen sich der Großteil in präklinischen Entwicklungsstadien befand und nach wie vor befindet. 110 der Kandidaten waren genetische Impfstoffe, davon 56 virale Vektorimpfstoffe, 30 RNA- und 24 DNA-Impfstoffe. Somit waren zu diesem Zeitpunkt 47,2 Prozent der gemeldeten Kandidaten den genetischen Impfstoffen zuzurechnen.

Etwas mehr als die Hälfte der Kandidaten in klinischer
Testung sind genetisch:

Blickt man auf die Auswahl an Kandidaten, die sich am 17.12.2020 in klinischer Testung befanden, sieht das Verhältnis ähnlich aus. Es waren insgesamt 60 Kandidaten, davon 32 genetische: 16 virale Vektorimpfstoffe, 8 RNA- und 8 DNA-Impfstoffe. Der Anteil der genetischen Vakzine in klinischer Testung lag also bei 53,3 Prozent.

Zwei Drittel der Kandidaten in der klinischen Phase III
sind genetische Impfstoffe:

Die erste signifikante Verschiebung des Verhältnisses tritt auf, wenn man die Kandidaten in der klinischen Phase III in den Fokus nimmt, also diejenigen, die am weitesten fortgeschritten sind und sich bereits nahe an einer Zulassung befinden. Zum genannten Zeitpunkt waren das insgesamt 12 Kandidaten, davon 8 genetische, also bereits 66,7 Prozent: vier virale Vektorimpfstoffe, drei RNA-Impfstoffe und ein DNA-Impfstoff.

100 Prozent der zugelassenen Impfstoffe und Favoriten
vor der Zulassung sind genetisch:

Für einige dieser Kandidaten gab es inzwischen bereits Zulassungen oder begann das eigentliche EU-Zulassungsverfahren der *European Medicines Agency (EMA)*. Dieses wird – passend zu den teleskopierten Testverfahren – als *rolling review*, also als rollende Zulassung, durchgeführt. Das bedeutet, das Zulassungsprozedere hat bereits begonnen, bevor die klinische Testung überhaupt abgeschlossen wurde. Auch die Zulassungen, die bisher vergeben wurden, beruhen auf vorläufigen Auswertungen von Phase-III-Studien, da diese nicht innerhalb weniger Monate endgültig ausgewertet sein können: Die Studien der sich bereits in der Anwendung befindlichen Kandidaten wurden für mindestens ein Jahr oder für zwei Jahre angemeldet. Wie erwähnt, führen die teleskopierten Verfahren dazu, dass diesmal mehr Daten zur Sicherheit und Wirksamkeit in der Phase IV – also in die Anwendungsphase – gesammelt und ausgewertet werden müssen, als das normalerweise der Fall wäre. Daher handelt es sich um *bedingte Zulassungen.* Diese sind an Auflagen geknüpft, wie zum Beispiel, dass während der Anwendung besonders engmaschig auf die Erfassung von Daten zur weiteren Bestimmung von Sicherheit und Wirksamkeit zu achten ist.[56]

Zum Zeitpunkt des Redaktionsschlusses für dieses Buch waren in Europa ein mRNA-Kandidat des Mainzer Unternehmens BioNTech in Kooperation mit Pfizer sowie ein weiterer mRNA-Impfstoff des US-Unternehmens Moderna bereits zugelassen. Auch der virale Vektorimpfstoff aus Oxford, der auf einer Kooperation zwischen AstraZeneca und Vaccitech beruht, befand sich nach dem letzten Erkenntnisstand kurz vor der Zulassung. Diese sei laut Angaben der EMA im Laufe des Januar 2021 zu erwarten.[57] Zum Zeitpunkt des Erscheinens dieses Buches sind daher mit hoher Wahrscheinlichkeit innerhalb der EU drei genetische Kandidaten zugelassen. Somit beträgt der Anteil genetischer Impfstoffe unter den Top-Favoriten 100 Prozent.

Ein weiterer mRNA-Kandidat, der von Anfang an als Favorit gehandelt wurde und vor allem im deutschen Sprachraum eine hohe Medienpräsenz besitzt, ist ein Impfstoff des Unternehmens CureVac aus Tübingen. Dieser fortgeschrittene Kandidat könnte im Laufe des Frühjahrs 2021 ebenfalls noch zugelassen werden und wird in diesem Buchabschnitt daher mitbehandelt. Auch den DNA-Kandidaten des amerikanischen Unternehmens Inovio werde ich vorstellen. Für ihn gilt gleichfalls, dass er schon sehr früh medienpräsent war, sich unter den ersten Kandidaten mit Zulassung für klinische Tests befand und inzwischen als fortgeschritten zu bewerten ist.

Bei den nachfolgenden Favoriten-Porträts ist es wichtig, die grundlegenden Bedenken gegenüber teleskopierten Testverfahren aus den vorangegangenen Buchteilen im Kopf zu behalten. Diese gelten weiterhin. Wegen der Verkürzung der Testzeiten steht uns im Vergleich zu anderen zugelassenen Impfstoffen wenig Datenmaterial zur Verfügung, um starke Aussagen über Sicherheit, mögliche zeitverzögerte adverse Effekte und die Wirksamkeit der Kandidaten zu treffen. Es kann daher nur ein zusammenfassender Rückblick auf die bisherige Test-Historie der Kandidaten erfolgen, aber keine abschließende Bewertung der Impfstoffe. Diese ist auch nicht das Anliegen dieses Buch, in dem es darum geht, ein grundlegendes Verständnis über die Problemfelder der neuartigen genetischen Impfstoffe und der teleskopierten Testverfahren zu vermitteln.

Die Probleme resultieren bei allen Kandidaten weniger aus den Erkenntnissen, die aufgrund der bisherigen Tests vorliegen, sondern vielmehr aus den offenen Fragen, die im teleskopierten Testverfahren nicht im üblichen Umfang beantwortet werden konnten.

■ Vektorimpfstoff: AstraZeneca & Vaccitech

Dieser virale Vektorkandidat wurde neben dem RNA-Konkurrenten von BioNTech ab dem frühen Frühjahr 2020 als großer Favorit im Rennen gehandelt. Er dominierte die mediale Bühne schon früh und erhielt dort die Bezeichnung »Oxford-Impfstoff«. Lange Zeit wurde er als »Impfstoff der Universität Oxford« vorgestellt. Diese Bezeichnung ist aber nicht präzise. Der Impfstoff basiert auf einer Adenovirus-Vektorplattform des Unternehmens Vaccitech. Das genetisch modifizierte Vektorvirus stammt von einem Schimpansen-Adenovirus ab, das bei Schimpansen Erkältungssymptome hervorruft und für Menschen als harmlos gilt.

Die Firma Vaccitech ist ein Ableger-Unternehmen der Oxford University. Sie wurde am Jenner-Institut der Universität gegründet. Dieses Institut ist für die Etablierung und Verwaltung der pharmazeutischen Unternehmen zuständig, die von Mitarbeitern der Oxford University ins Leben gerufen werden. Das Jenner-Institut verwaltet auch die Patente, die diese Impfstoff-Unternehmen abwerfen. Die Bill & Melinda Gates Stiftung tritt seit 2013[58] als Investorin des Jenner-Instituts auf.[59] Auch die Oxford Vaccine Group, die ebenfalls an der Entwicklung des viralen Vektorkandidaten beteiligt ist, wird durch Investitionen der Stiftung unterstützt.[60] Im Juli 2020 bezeichnete die österreichische Tageszeitung *Der Standard* Sarah Gilbert, die Gründerin der Firma Vaccitech, als »Speed Queen« der Impfstoffentwicklung gegen SARS-CoV-2, nachdem sie mit ihrem Kandidaten unter den Ersten war, die aus der präklinischen in die klinische Testung gelangten.[61] Die Vermarktung des Impfstoffs erfolgt in Zusammenarbeit mit dem schwedisch-britischen Pharmakonzern AstraZeneca.

Bereits am 13. Juni 2020 wurde durch einen Bericht im *Handelsblatt* bekannt, dass EU-Länder mindestens 300 Millionen Dosen des Impfstoffs vorbestellt hatten.[62] AstraZeneca selbst sprach in einer Pressemitteilung sogar von 400 Millionen Dosen.[63] Unter den Vorbestellern befanden sich unter anderem Deutschland[64] und Österreich[65]. Später bestellte auch die Schweiz 5,3 Millionen Dosen des damals nicht zugelassenen Impfstoffs.[66] Ebenfalls im Juni wurde publik, dass die Produktion des viralen Vektorimpfstoffs in Indien bereits begonnen hatte, weil mittlerweile auch Großbritannien, die USA und Indien Vorbestellungen getätigt hatten.[67] Nachdem die Bill & Melinda Gates Stiftung die Vorproduktion des Oxford-Kandidaten Anfang Juni 2020 mit einer neuerlichen Investition von 750 Millionen Dollar unterstützt hatte, wurde das anvisierte Volumen dieser Vorproduktion von ursprünglich einer auf zwei Milliarden Impfstoffdosen verdoppelt.[68] Produktion und Vorbestellungen liefen an, obwohl es zum damaligen Zeitpunkt noch keine Auswertung der teleskopierten Phase I/II gab und die Chance auf eine Zulassung des Impfstoffs wissenschaftlich nicht einschätzbar war. Die erste vorläufige Auswertung klinischer Ergebnisse wurde im August 2020 in der Ausgabe 396 von *The Lancet* veröffentlicht und lag davor online ab dem 20. Juli als Vorab-Veröffentlichung vor. Die Bestellungen und der Produktionsstart fanden also vor Veröffentlichung dieser vorläufigen Auswertung der ersten klinischen Tests statt.

Der vorläufigen Auswertung der kombinierten Phase I/II war zu entnehmen, dass insgesamt 543 Probanden den Impfstoff in drei verschiedenen Dosierungen erhalten hatten.[69] Die Kontrollgruppe erhielt kein Placebo, wie es in der Impfstoffforschung in dieser Phase üblich ist, sondern einen bereits zugelassenen Impfstoff gegen Meningokokken. Das sind bakterielle Erreger, die den Nasen-Rachenraum befallen und Gehirnhautentzündung auslösen können.

In der klinischen Phase II, die ja hier mit Phase I kombiniert wurde, wird bereits auf Nebenwirkungen geachtet. Diese werden dann mit der Kontrollgruppe verglichen. Dabei wird der Grad der Abweichung der Nebenwirkungen des Impfstoffs von den Nebenwirkungen der Kontrollgruppe errechnet und als sogenannter *p-Wert* angegeben. Gleich sehen wir uns genauer an, was darunter zu verstehen ist. Greift man anstatt auf ein Placebo auf einen anderen Impfstoff zurück, wird dieser Wert für die Abweichung verändert. Der Meningokokken-Impfstoff hat im Verhältnis zu einem Placebo wahrscheinlich eine höhere *Reaktogenität*, das heißt, er erzeugt relativ häufig akute Nebenwirkungen zeitnah nach der Impfung, die sowohl lokal als auch systemisch, also im gesamten Organismus, auftreten können. Wählt man einen solchen Impfstoff als Vergleich, wird man möglicherweise einen günstigeren p-Wert als bei einem Vergleich mit einem Placebo mit vermutlich geringerer Reaktogenität erhalten. Kurzum: Der getestete Impfstoffkandidat sieht dann im statistischen Vergleich besser aus.

Ich möchte damit nicht sagen, dass die Studie durch die Auswahl des Meningokokken-Impfstoffs »manipuliert« wurde. Welche Überlegungen im Detail hinter dieser Entscheidung stehen, kann ich nicht beurteilen. Die Entscheidung ist aber jedenfalls ungewöhnlich, zumal auch ein Meningokokken-Impfstoff gegen Bakterien eine völlig andere Impfstoffgattung darstellt als ein Impfstoff gegen Coronaviren. Ein Vergleich mit einem Impfstoff gegen Coronaviren – oder zumindest gegen einen anderen viralen Erreger – wäre schon eher nachvollziehbar gewesen. Ein anderer Impfstoff gegen Coronaviren, den man als Vergleich hätte hinzuziehen können, war jedenfalls in der Humanmedizin zuvor nie zugelassen worden, stand also nicht zur Verfügung. Auch ein Vergleich mit einem der wenigen bislang zugelassenen Vektorimpfstoffe wäre eher noch nachvollziehbar gewesen als der Vergleich mit einem Meningokokken-Impfstoff.

Für die festgestellten Nebenwirkungen (Reaktogenität) des Oxford-Impfstoffs im Vergleich zum Meningokokken-Impfstoff gaben die Studienautoren, die übrigens zum überwiegenden Teil selbst an der Entwicklung oder Vermarktung des Impfstoffs beteiligt waren, einen p-Wert von <0,05 an. Das bedeutet, die Wahrscheinlichkeit, dass die beim Oxford-Impfstoff in Phase I/II festgestellte Häufung von Impfnebenwirkungen im Vergleich zum Meningokokken-Impfstoff ein Zufallsergebnis war, ist kleiner als 5 Prozent. Ein solches Ergebnis wird als statistisch signifikant bezeichnet. Es ist davon auszugehen, dass dieser p-Wert bei einem Placebovergleich noch niedriger ausgefallen wäre. Je niedriger der p-Wert, desto signifikanter ist eine Abweichung. Jedenfalls kann aber attestiert werden, dass die kombinierte Phase I/II eine signifikante Häufung von Impfnebenwirkungen ergeben hat.

Die Impfung wurde, wie bei allen genetischen Impfstoffkandidaten, zweimal im Abstand von etwa einem Monat verabreicht. Ein Teil der Versuchspersonen bekam vorbeugend den entzündungshemmenden, fiebersenkenden und schmerzstillenden Wirkstoff Paracetamol verabreicht. Ich kürze diesen Wirkstoff jetzt mit P ab. Bei 70 Prozent der Probanden trat (mit oder ohne prophylaktische Einnahme von P) Fatigue auf.

Das ist ein Zustand der Erschöpfung. Außerdem traten bei 68 Prozent (61 Prozent mit P) Kopfschmerzen auf, systemische Muskelschmerzen bei 60 Prozent (48 Prozent mit P), Schüttelfrost bei 56 Prozent (27 Prozent mit P), erhöhte Temperatur bis 38 Grad Celsius bei 51 Prozent (36 Prozent mit P), Fieber über 38 Grad Celsius bei 18 Prozent (16 Prozent mit P) und allgemeines Krankheitsgefühl bei 61 Prozent (48 Prozent mit P).

Von den 543 mit dem Oxford-Kandidaten geimpften Probanden wurden 10 Prozent (also 54 Personen) in ein vierwöchiges Monitoring des Blutbilds einbezogen – eigentlich eine Aufgabe aus Phase I. Bei 46 Prozent zeigte sich vorübergehend ein Abfall bestimmter weißer Blutkörperchen, nämlich der Neutrophilen. Dieser Zustand wird als Neutropenie bezeichnet. Neutrophilen haben eine wichtige Funktion mit Blick auf unsere Hintergrundimmunität. Sie sind Teil der zellulären Immunabwehr. Ihr Abfall nach der Impfung deutet darauf hin, dass sie ins Gewebe eingewandert und daher aus dem Blut »verschwunden« sind – ein typisches Anzeichen für eine Immunreaktion. Tatsächlich kann Neutropenie nach Impfungen auftreten. Die Häufung mit 46 Prozent in der Stichprobe, also fast bei jedem zweiten, ist aber ungewöhnlich hoch. In der Regel wird Neutropenie nach Impfungen allenfalls bei einem Personenanteil im einstelligen Prozentbereich beobachtet. Ein – wenn auch nur temporärer – Abfall von Neutrophilen öffnet ein Zeitfenster, in dem die Abwehrkräfte gegen Infektionskrankheiten im Vergleich zum Zeitpunkt vor der Impfung vorrübergehend vermindert sein können.

Bei dem Meningokokken-Impfstoff in der Vergleichsgruppe wurde Neutropenie bei sieben Prozent festgestellt. Das heißt, die temporäre Neutropenie trat in der Gruppe mit dem Oxford-Impfstoff in dieser Stichprobe etwa sieben Mal so häufig auf wie beim Meningokokken-Impfstoff. Fieber über 38 Grad Celsius, welches bei 18 Prozent der Probanden mit dem Oxford-Impfstoff beobachtet wurde und auch nach vorbeugender Verabreichung von Paracetamol 16 Prozent der Probanden betraf, wurde nach Verabreichung des Meningokokken-Impfstoffs nur bei 1 Prozent festgestellt.

Ein anderer Vergleich: Bei einem FSME-Impfstoff, der vor einer von Zecken übertragenen Hirnhautentzündung schützt, wurde in einer Phase-II-Studie bei weniger als 1 Prozent der Probanden Fieber festgestellt.[70] Wir werden später sehen, dass bei dem zugelassenen mRNA-Impfstoff von BioNTech Fieber über 38 Grad Celsius ungefähr mit derselben Häufigkeit wie beim Oxford-Vakzin von AstraZeneca und Vaccitech auftrat.

Die Phase I/II des Oxford-Impfstoffs zeigt uns also, dass es zu einer ausgeprägten Reaktogenität gekommen ist, bei der die Häufung von Impfnebenwirkungen im Vergleich zum zugelassenen Meningokokken-Impfstoff von den Autoren und Entwicklern selbst als signifikant eingestuft wurde. Das bedeutet noch nicht, dass der Impfstoff gefährlich ist. Es bedeutet nur, dass man sehr sorgfältig und genau hinsehen sollte.

Eine hohe Reaktogenität kann eine möglicherweise überschießende Immunreaktion anzeigen. Könnte dies bei einem Teil der Probanden auch den Beginn einer Autoimmunreaktion oder von adversen Effekten markieren, die möglicherweise erst später klinisch sichtbar werden? Bei strenger Auslegung des Vorsorgeprinzips wäre es empfehlenswert gewesen, diesen Impfstoff nicht im teleskopierten Eilverfahren weiter zu testen. Vermutlich hätte der Kandidat vor COVID-19 so einfach keine Zulassung in die Phase III erhalten. Diese erfolgte hier aber prompt, und zwar noch bevor eine endgültige Auswertung der kombinierten Phase I/II vorlag.

Nachdem die dritte klinische Phase angelaufen war, wurde am 9. September 2020 bekannt, dass es zum Auftreten einer *transversen Myelitis* innerhalb der Gruppe gekommen war, die den Impfstoff erhalten hatte.[71] Diese Krankheit stellt eine Rückenmarksentzündung dar, bei der es auch zur Entmarkung (Demyelinisierung) kommt, also zu einer Degeneration von Nervengewebe im Rückenmark. Diese Komplikation kann potenziell zu Lähmungserscheinungen führen. Sie kann als Autoimmunreaktion, im Rahmen einer Erkrankung mit Multipler Sklerose (MS), aufgrund viraler Infektionen sowie als Impfnebenwirkung auftreten. Es handelt sich um eine Autoimmunerkrankung, bei der Nervengewebe des Zentralnervensystems betroffen ist, also um eine schwere Form. Gerade diese Art von möglichen seltenen Nebenwirkungen sollte bei Impfstoffen so sorgfältig wie möglich ausgeschlossen werden, bevor sie an Millionen und Milliarden von Menschen verabreicht werden.

Bereits am 14. September, also nach wenigen Tagen, wurde bekannt, dass die klinische Phase III wieder fortgesetzt wurde.[72] Hatte man in so kurzer Zeit wirklich ausschließen können, dass die Nebenwirkung mit dem Impfstoff in Zusammenhang stand?

Am 25. September 2020 sickerte in einem Beitrag in *Nature* die Information an die Öffentlichkeit, dass es bereits früher zu einem Fall von transverser Myelitis in der Gruppe des Oxford-Impfstoffs gekommen war und dass die Unternehmen AstraZeneca und Vaccitech diese Rückenmarksentzündung damit erklärt hatten, dass die betroffene Person Multiple Sklerose als Vorerkrankung hat. In diesem *Nature*-Artikel wurde bemängelt, dass die Unternehmen auf Anfrage von Wissenschaftlern keine weiteren Details zu diesen Vorfällen zur Verfügung gestellt hatten. Die Besorgnis unter Wissenschaftlern werde größer.[73]

Der Verweis auf eine Vorerkrankung erscheint wenig zufriedenstellend. Das Vorliegen einer Multiplen Sklerose bedeutet nicht zwangsläufig, dass die betroffene Person die Rückenmarksentzündung auch ohne die Impfung entwickelt hätte. Außerdem sollen ja insbesondere vorerkrankte und betagte Menschen als Erste und in großem Umfang geimpft werden. Sollte man daher gerade bei Vorerkrankungen nicht ein spezielles Augenmerk auf die Testung der Verträglichkeit der Impfung legen, um so weit wie möglich ausschließen zu können, dass es zu Wechselwirkungen und späteren adversen Effekten bei Vorerkrankten kommt?

In die laufende Phase-III-Studie dieses viralen Vektorimpfstoffs wurden 23 848 Probanden einbezogen, von denen die Hälfte den Impfstoff verabreicht bekam. Die andere Hälfte erhielt zum Vergleich teilweise abermals einen Meningokokken-Impfstoff und teilweise ein Placebo (physiologische Salzlösung, wie üblich). In einem Zwischenbericht der laufenden Phase III, der am 8. Dezember 2020 in *The Lancet* veröffentlicht wurde,[74] erfolgte eine vorläufige Auswertung der Daten von knapp 50 Prozent der Studienteilnehmer. Darin nehmen die Impfstoffforscher wie folgt zu den beiden zuvor genannten, potenziell gefährlichen Rückenmarksentzündungen Stellung, die während der klinischen Testung aufgetreten waren: »Ein Fall von transverser Myelitis wurde 14 Tage nach Verabreichung der zweiten Impfdosis festgestellt und als möglicherweise in Zusammenhang mit dem Impfstoff stehend eingestuft. Ein unabhängiges Komitee aus Neurologen kam zu der Einschätzung, dass die wahrscheinlichste Diagnose für diesen Vorfall eine idiopathische Rückenmarksdegeneration ist.«[75]

Der Begriff »idiopathisch« wird dann benutzt, wenn ein Symptom oder eine Krankheit ohne diagnostizierbare Ursache auftritt. Ein Leiden wird als idiopathisch eingestuft, sofern die Suche nach den ursächlichen Auslösern erfolglos bleibt. Das bedeutet, diese Einschätzung sagt uns weder, dass die Rückenmarksentzündung eine Folge der Impfung war, noch kann man daraus mit Sicherheit ableiten, dass sie nicht mit der Impfung im Zusammenhang stand.

Bezüglich des zweiten Falls von Rückenmarksentzündung, der in der Gruppe aufgetreten war, die den Oxford-Impfstoff erhalten hatte, äußerten sich die Autoren des Zwischenberichts aus der laufenden Phase III folgendermaßen: »Ein Fall trat zehn Tage nach der ersten Gabe des Impfstoffs auf und wurde anfangs als möglicherweise mit der Impfung in Verbindung stehend eingeschätzt. Später wurde dieser Zwischenfall von den Untersuchern als wahrscheinlich nicht durch den Impfstoff verursacht bewertet, nachdem bei der betroffenen Person eine vorbestehende, zuvor unerkannte Multiple Sklerose festgestellt worden war.«[76]

Ein weiterer Fall von Rückenmarksentzündung trat in der Gruppe auf, die zum Vergleich den Meningokokken-Impfstoff erhalten hatte. Auch dieser Vorfall wurde als wahrscheinlich nicht mit der Impfung im Zusammenhang stehend beurteilt. Er trat erst 68 Tage nach der Verabreichung der Meningokokken-Impfung auf. Hier kann man also nicht mehr von einer zeitnahen Symptomatik sprechen. Die beiden Fälle von Rückenmarksentzündung, die in der Gruppe festgestellt wurden, die den Impfstoff von AstraZeneca erhalten hatte, traten hingegen wie erwähnt 14 Tage nach der zweiten beziehungsweise zehn Tage nach der ersten Impfdosis auf, sodass bei diesen beiden Fällen eine zeitliche Nähe auffällt.

Wie erwähnt, gibt vor allem jenes, was wir über die Impfung nach so kurzer Testung noch nicht sagen können, Anlass zur Sorge. Die klinische Phase III läuft weiter. Der in *The Lancet* veröffentlichte Zwischenbericht vom Dezember 2020 ist eine *vorläufige* Bestandsaufnahme, die nach wenigen Monaten Beobachtung erfolgte und sich auf die Hälfte der Probanden bezieht.

Dieser Zwischenbericht aus der Phase III hat bestätigt, dass der Impfstoff zeitnah nach der Verabreichung temporär grippeähnliche Symptome von Kopfschmerz, Übelkeit und Fatigue (Erschöpfung) bis hin zu Fieber und Schüttelfrost verursachen kann, was bereits aus Phase I/II bekannt war. Diese Art von Symptomen tritt auch bei anderen Impfstoffen auf und stellt für sich betrachtet noch keinen Anlass für Alarmismus dar. Zusammengenommen mit den Rückenmarksentzündungen, deren Ursachen nicht klar benannt wurden, und mit dem in Phase I/II relativ häufig festgestellten Abfall der Neutrophilen, kann aber zu Recht die Frage gestellt werden, ob dieser Kandidat bei einem gewissen Anteil von Personen zu adversen Effekten führen wird, die nach Zeitablauf klinisch in Erscheinung treten könnten – vor allem innerhalb der Risikogruppe. Dabei könnte es sich um unerwünschte Reaktionen des Immunsystems handeln, die im schlimmsten Fall das Nervengewebe betreffen.

Auch die grundlegenden Fragen bezüglich des Einsatzes von Adeno-Vektorviren bleiben vorläufig unbeantwortet. Können Adeno-Vektorviren über immunologische Kaskaden und Folgewirkungen die Anfälligkeit für bestimmte Erkrankungen erhöhen, ähnlich wie der Adeno-Vektorvirus des Typs 5 die Anfälligkeit für HIV-Infektionen steigern kann? Könnten Vektorimpfstoffe mit Adenoviren Wechselwirkungen mit späteren

Impfstoffen verursachen, wenn diese dasselbe Trägervirus benutzen? Wie gesagt, wäre dies denkbar, weil diese Impfstoffe auch eine Immunisierung gegenüber dem viralen Vektor auslösen dürften. Das könnte nachfolgende ähnliche Impfstoffe unwirksam machen oder, im schlimmeren Fall, zu gesundheitsgefährdenden Wechselwirkungen mit diesen Vakzinen führen.

Eine umfassende Beantwortung solcher komplexen Fragen ist nach teleskopierten Testverfahren, bei denen die dritte klinische Phase noch für längere Zeit nicht abgeschlossen sein wird, schwer möglich. Hinzu kommt – ich wiederhole mich –, dass der Oxford-Kandidat ein DNA-Adenovirus nutzt. Diesem wird die genetische Information für das virale Antigen folglich als DNA-Sequenz eingesetzt. DNA-Viren starten nach Verabreichung des Impfstoffs Integrationsprozesse, die erst in unseren Zellen zur Transkription der genetischen Information in mRNA führen, mit dem bekannten Ziel der Proteinbiosynthese. Dabei kommt es im Regelfall nur zu vorübergehenden Modifikationen im Zellkern. Doch wie erwähnt, verursachen auch die nicht-vermehrungsfähigen Adeno-Vektorviren bei bis zu einem Prozent der Zellen, in die sie eindringen, zufällige Insertionen ins Genom, die dauerhaft sein können.[77] Deren potenzielle Folgen für die Gesundheit werden nach wie vor kontroversiell diskutiert. Damit habe ich mich in diesem Buch bereits ausführlich beschäftigt.

Die Frage der Wirksamkeitsnachweise für diesen Impfstoff wird, gesammelt mit den Betrachtungen über die anderen Favoriten, im Buchteil 5 behandelt.

▪ mRNA-Impfstoffe: BioNTech & Pfizer, Moderna und CureVac

Im Dezember 2020 erhielt ein mRNA-Impfstoff der Mainzer Firma BioNTech in Kooperation mit Pfizer eine bedingte EU-Zulassung durch die EMA, nachdem der Impfstoff kurz zuvor in Großbritannien in Verkehr gebracht worden war. Bei diesem Kandidaten handelt es sich um einen der großen Favoriten der ersten Stunde. Das Unternehmen BioNTech wurde schon im Herbst 2019 mit einer Investitionssumme von 55 Millionen Dollar von der Bill & Melinda Gates Stiftung unterstützt, wobei eine Gesamtinvestition von 100 Millionen Dollar in Aussicht gestellt wurde.[78]

Wie bei allen genetischen Kandidaten wurde auch bei diesem mRNA-Impfstoff in Phase I/II im Verhältnis zu vielen anderen, bereits zugelassenen Vakzinen eine hohe Reaktogenität mit lokalen Nebenwirkungen sowie systemischen Krankheitsgefühlen festgestellt. Die mittlere Stufe mit 30 Mikrogramm, die inzwischen von der EMA zugelassen wurde,[79] verursachte beispielsweise nach der notwendigen zweiten Impfung bei 17 Prozent der Probanden im Alter von 18 bis 55 Jahren Fieber über 38 Grad Celsius. Dies geht aus der Studienveröffentlichung im *New England Journal of Medicine* vom 14. Oktober 2020 hervor.[80]

Bei den älteren Teilnehmern von 65 bis 85 Jahren wurde Fieber über 38 Grad bei acht Prozent festgestellt, was sich durch weniger stark ausgeprägte Immunreaktionen in dieser Altersgruppe erklären lässt. Ich erinnere zum Vergleich noch einmal an die Häufigkeit derselben Nebenwirkung beim Meningokokken- und beim FSME-Impfstoff, bei denen Fieber über 38 Grad in vergleichbaren Phase-II-Studien nur bei einem beziehungsweise unter einem Prozent auftraten.

Bei 75 Prozent der Probanden von 18 bis 55 Jahren verursachte der BioNTech-Impfstoff in der Phase I/II Fatigue (Erschöpfung), bei 58 Prozent Schüttelfrost. Bei den älteren Probanden von 65 bis 85 Jahren traten bei 42 Prozent Fatigue und bei 17 Prozent Schüttelfrost auf. Auch diese Angaben beziehen sich auf die mittlerweile zugelassene Dosierung von 30 Mikrogramm.

Ähnlich wie beim Impfstoff von AstraZeneca wurde ein Abfall weißer Blutkörperchen im Rahmen des Blutmonitorings in Phase I/II auch bei BioNTech in allen Altersgruppen beobachtet. Die vorläufige Auswertung enthält aber keine genauen Angaben über die Art der betroffenen Blutkörperchen und das festgestellte Ausmaß. Es wird jedoch festgehalten, dass ein quantitatives Absinken bei den Lymphozyten auftrat. Das ist eine Untergruppe der weißen Blutkörperchen, die für die zelluläre Immunantwort wichtig sind. Zu ihnen zählen die B-, T- und natürlichen Killerzellen (NK-Zellen). Welche genau davon betroffen sind, wird aus dem Bericht aber nicht deutlich. Hierzu findet sich im Text folgende Bemerkung: »Eine vorübergehende Abnahme der Anzahl der Lymphozyten nach der Impfung hatte keine damit assoziierten klinischen Folgen, wurde über alle Altersgruppen festgestellt, und dürfte vermutlich auf eine zeitweise Umverteilung der Lymphozyten aus dem Blutstrom ins Lymphgewebe als funktionelle Immunantwort auf die Impfung zurückzuführen sein.«[81]

In der laufenden Phase III erhielten 21 720 von 43 548 Probanden den BioNTech-Impfstoff. Der Rest erhielt ein Placebo. Wie beim Oxford-Impfstoff, so bestätigte auch beim BioNTech-Impfstoff ein erster Zwischenbericht aus der Phase III, dass nach der Impfung grippeähnliche Symptome auftreten können.[82] 16 Prozent der Teilnehmer von 18 bis 55 Jahren reagierten mit Fieber über 38 Grad Celsius. Bei den Älteren (65 bis 85 Jahre) waren es 11 Prozent. Somit trat bei der älteren Probandengruppe Fieber über 38 Grad in der Phase III häufiger als zuvor in Phase I/II auf. In der Placebogruppe trat Fieber nach der Impfung praktisch gar nicht oder nur in Einzelfällen auf, die statistisch nicht sichtbar wurden (0 Prozent). Die Reaktogenität war gemessen an der Fiebersymptomatik gegenüber dem Placebo also stark ausgeprägt. Von den jüngeren Teilnehmern setzten 45 Prozent nach der Impfung fiebersenkende Medikamente ein. Unter den Älteren griffen 38 Prozent zu solchen Wirkstoffen.

59 Prozent der jüngeren Geimpften klagten über Fatigue (23 Prozent beim Placebo). Unter den Älteren waren es 51 Prozent (17 Prozent beim Placebo). Kopfschmerz betraf 52 Prozent der Jüngeren (Placebo: 24 Prozent) sowie 39 Prozent der Älteren (Placebo: 14 Prozent). Systemischer Muskelschmerz trat bei 37 Prozent der Jüngeren auf (Placebo: acht Prozent) sowie bei 29 Prozent der Älteren (Placebo: fünf Prozent). Weitere grippeähnliche Nebenwirkungen waren Schüttelfrost, Gliederschmerz sowie Magen- und Darmbeschwerden.

Auch hier gilt: Grippesymptome als Nebenwirkungen sind per se noch kein Anlass für Alarmismus. »Wichtige Fragen bleiben aber offen«, schrieben die Mediziner Eric Rubin und Dan Longo im renommierten *New England Journal of Medicine*.[83] »Nur etwa 20 000 Probanden erhielten den Impfstoff. Werden sich unerwartete Sicherheitsprobleme ergeben, wenn die Anzahl der Geimpften auf Millionen oder möglicherweise Milliarden Menschen anwächst? Werden sich nach längeren Beobachtungszeiträumen noch Nebenwirkungen zeigen?«

Die Autoren werfen auch die Fragen auf, wie lange die Wirkung des Impfstoffs anhalten wird und ob der Impfstoff auch die Infektionskette unterbrechen kann, indem er asymptomatische Infektionen verhindert. Sie fragen: »Und was ist mit den Menschengruppen, die in die Studien nicht einbezogen wurden, wie zum Beispiel Kinder, Schwangere und immunsupprimierte Patienten mit den unterschiedlichsten Krankengeschichten?«[84]

Damit brachten Rubin und Longo im *New England Journal of Medicine* die Sicherheitsfragen auf den Punkt, über die wir auch bei BioNTech eigentlich diskutieren sollten. Wir brauchen nicht lange darüber zu streiten, ob eine hohe Reaktogenität mit Grippesymptomen ein Problem ist oder nicht. Es geht – auch bei diesem Impfstoff – um unser Nichtwissen, mit dem wir uns nach den teleskopierten Testverfahren abzufinden haben. Die von Rubin und Longo aufgeworfenen Fragen können üblicherweise nach den Test- und Zulassungsprozeduren mit ausreichend langen Beobachtungszeiträumen und Datenanalysen weit besser beantwortet werden, als das derzeit der Fall ist.

Dass bereits nach den ersten Anwendungen in Großbritannien klar wurde, dass beispielsweise Menschen mit allergischer Krankengeschichte den Impfstoff von BioNTech lieber meiden sollten, ist inzwischen allgemein bekannt und braucht hier nicht mehr näher ausgeführt zu werden. Einige Wissenschaftler vermuten, dass bestimmte Nanopartikel in dem Impfstoff die allergischen Reaktionen auslösen. Dabei handelt es sich um eine Komponente, die in der Nanolipid-Ummantelung der mRNA enthalten ist und die chemische Bezeichnung Polyethylenglykol (PEG) trägt.⁸⁵ Dieser Zusatzstoff wurde zuvor zwar schon in Medikamenten eingesetzt. Aber es ist nun das erste Mal, dass er in der Humanmedizin in einem Impfstoff gegen eine Infektionskrankheit enthalten ist.

Man hat also offenbar wegen COVID-19 diesmal viel Neues in kurzer Zeit erlaubt und ohne Erfahrungswerte zur Anwendung in der Bevölkerung zugelassen. Die Liste an Personengruppen, bei denen sich die Bedenken hinsichtlich einer Impfung auch aus Sicht von Experten mehren, wächst stetig: Personen mit signifikanter allergischer Vorgeschichte; Schwangere; stillende Mütter; Kinder, Jugendliche unter 16; HIV-positive Menschen; Personen unter immunsupprimierender Therapie.[86] Hierzu ist anzumerken, dass der BioNTech-Impfstoff für Personen unter 16 Jahren auch tatsächlich nicht zugelassen ist und Schwangeren sowie stillenden Müttern transparent von der Impfung abgeraten wurde. Die Phase IV, also die Anwendung, wird bestimmt Antworten auf bestehende Sicherheitsfragen liefern. Für diese Antworten braucht es Daten und Erfahrungswerte. Und Zeit.

Der mRNA-Kandidat von Moderna ähnelt jenem von BioNTech hinsichtlich der Wirkungsweise. Schon in den frühen klinischen Phasen erzielte der mRNA-Impfstoff von Moderna auch bei der Reaktogenität ähnliche Ergebnisse wie der von BioNTech: Nach der zweiten Verabreichung des Impfstoffs reagierten alle Probanden bei der Dosierungsstufe von 100 Mikrogramm mit unterschiedlichen systemischen Nebenwirkungen. 80 Prozent entwickelten nach der zweiten Dosis zum Beispiel Schüttelfrost, und ebenso viele klagten über Fatigue. 60 Prozent bekamen Kopfschmerz und 40 Prozent Fieber.[87] Diese Dosierung mit 100 Mikrogramm wurde durch die EMA zugelassen.[88] Zum Zeitpunkt des Redaktionsschlusses für dieses Buch lag noch kein Zwischenbericht aus der laufenden Phase III vor.

Ob Allergiker den Moderna-Impfstoff besser vertragen, wird sich zeigen. Im Vergleich zum BioNTech-Impfstoff, der bei minus 70 bis minus 80 Grad Celsius gelagert werden muss, verlangt der Moderna-Kandidat nur nach einer Lagerung bei minus 20 Grad. Schon 2016 unterstützte die Bill & Melinda Gates Stiftung die mRNA-Technologie von Moderna mit einem Investment von zunächst 20 Millionen Dollar mit der Aussicht auf eine Erhöhung auf 100 Millionen im weiteren Verlauf.[89]

Noch ein ähnlicher Kandidat mit Aussicht auf eine Zulassung im Frühjahr 2021 ist ein mRNA-Impfstoff des Tübinger Unternehmens CureVac. Auch dieses Unternehmen und seine RNA-Technologie gehören seit 2015 zu den größten Investitionsprojekten der Bill & Melinda Gates Stiftung. Initial investierte die Stiftung damals 46 Millionen Euro in CureVac.[90] Der Mehrheitseigentümer Dietmar Hopp sagte gegenüber dem *Handelsblatt*, er wolle mit CureVac das »Rennen um den besten Impfstoff gewinnen«.[91] Pierre Kemula, der Finanzchef des Unternehmens, verlautbarte, dass CureVac mit dem mRNA-Impfstoff eine Rendite für die Investoren erzielen wolle: »Wir haben Investoren, die seit zehn Jahren Geld in das Unternehmen stecken, also sollte es eine kleine Rendite für sie geben.«[92] Im Sommer 2020 legte die CureVac-Aktie um 250 Prozent zu.[93]

Dass es auch ums Geschäft geht, ist natürlich kein Alleinstellungsmerkmal von CureVac. Pharmazeutische Unternehmen verfolgen, wie alle Unternehmen, auch wirtschaftliche Ziele. Das ist völlig legitim, sollte aber bei der Betrachtung des »Wettrennens« um den Impfstoff mitberücksichtigt werden.

■ DNA-Favorit von Inovio

Ein DNA-Impfstoff des US-Unternehmens Inovio stieg früh in dieses »Wettrennen« ein. Auch dieser Kandidat wird seit 2018 von Bill und Melinda Gates unterstützt[94] und wurde 2020 von deren Stiftung mit einem weiteren Investment als einer der Favoriten gegen SARS-CoV-2 auf den Weg geschickt.[95] Inovio war mit seinem DNA-Kandidaten unter den ersten Unternehmen, die bereits Anfang April 2020 für die klinische Testung am Menschen zugelassen wurden. Es handelt sich um den aktuell am weitesten fortgeschrittenen DNA-Kandidaten. Das Börsenjournal *Finanztrends* berichtete am 27. Dezember 2020 über einen rasanten Anstieg des Aktienkurses von Inovio: »Unter der Annahme, dass der Impfstoff von Inovio genauso wirksam und sicher ist wie konkurrierende Impfstoffe, könnte der Kandidat von Inovio am Ende der Standard für COVID-19 und zukünftige Impfstoffvarianten gegen das Coronavirus sein.«[96]

Ich habe bereits ausführlich erläutert und mit Quellen unterlegt: Gerade bei DNA-Impfstoffen haben sogar ausgewiesene Expertinnen und Experten in entsprechenden Fachjournalen mit Peer-Review sowohl vor vielen Jahren als auch in der jüngeren Vergangenheit durchgehend festgehalten, dass die Gefahr der Insertion von DNA aus dem Impfstoff in unseren Zellkern nicht ausgeräumt ist. Es gab vor COVID-19 keine fortgeschrittenen klinischen Testungen mit DNA-Impfstoffen – ich verweise auf die entsprechenden Abschnitte über DNA-Impfstoffe im Teil 2 dieses Buches.

Die Folgen möglicher Insertionen, allen voran das potenzielle Tumorrisiko, können in teleskopierten Sicherheitstests unmöglich festgestellt werden. Eine etwaige karzinogene Mutation in einzelnen Zellkernen aufgrund des Impfstoffs kann nur durch ausreichend lange Wartezeiten erkannt werden. Die Krebserkrankung würde erst nach Jahren klinisch auffallen, und dann wird es ohnehin schwierig, einen Zusammenhang mit der Impfung herzustellen oder nachzuweisen. Aus ethischen Gründen und wegen des Vorsorgeprinzips ist bei DNA-Impfstoffen äußerste Zurückhaltung bei Zulassungen im Eilverfahren gegeben. Sie sind zu wenig erprobt. Die offenen Fragen sind noch größer als bei den anderen genetischen Kandidaten.

Dass es bei DNA-Impfstoffen überhaupt im Jahr 2020 zu teleskopierten Testverfahren mit Fortschreiten in Phase III binnen weniger Monate gekommen ist, betrachte ich als Verantwortungslosigkeit. Dies zeigt uns, dass es bei dem Impfstoff-Wettrennen nicht nur um die Gesundheit der Menschen gehen dürfte, sondern zumindest auch um das schnelle Voranbringen lukrativer neuer Technologien, die bisher nicht so rasch vorangekommen sind, wie es sich die Unternehmen und Investoren gewünscht haben.

Bringt man diese neuen genetischen Technologien nun endlich zum beschleunigten Durchbruch, werden Lobbyisten die Möglichkeit haben, sich auch bei anderen Impfstoffkandidaten ihrer Plattformen auf die dann vorhandenen Zulassungen zu berufen. Die Biotechnologien würden rasch auf weitere Infektionskrankheiten ausgeweitet werden. Womöglich könnte man unter Berufung auf die aktuellen Teleskopierungen der Impfstoffsicherheit sogar für weitere beschleunigte Verfahren in der Zukunft eintreten und dadurch hart erkämpfte Standards, die teilweise gegen den Widerstand der Industrie erstritten wurden, untergraben.

Falls uns ein DNA-Impfstoff als möglicher Standard-Impfstoff noch ins Haus stehen sollte, nachdem dieser innerhalb kürzester Zeit bis knapp vor die Zulassung getrieben wurde, so wie es jetzt geschehen ist, dann drohen uns in Sachen Lobbyismus möglicherweise noch viele »blauen Wunder«. Und dann wird es Zeit, dass wir langsam auch von unseren kritischen und investigativen Journalistinnen und Journalisten wieder ein Lebenszeichen erhalten. Eine ausgewogene, weniger einseitige mediale Berichterstattung, die auch kritische Aspekte der teleskopierten Zulassungsverfahren beleuchtet, wäre dringend erforderlich und wünschenswert.

Zum Zeitpunkt des Redaktionsschlusses dieses Buches lagen noch keine veröffentlichten Zwischenberichte aus klinischen Phasen des DNA-Favoriten von Inovio vor, die einer Bewertung hinsichtlich der Reaktogenität unterzogen werden konnten.

Teil 5

■ Der versäumte Diskurs

Wirksamkeit mit Fragezeichen

Neben dem in Teil 3 dieses Buches ausführlich besprochenen Problemfeld der fehlenden Langzeitbeobachtungen, die für die Impfstoffsicherheit wichtig sind, führt das teleskopierte Testverfahren auch zu anderen Schwierigkeiten. Die bedingten Zulassungen erfolgen auf Basis vorläufiger Zwischenberichte aus der klinischen Phase III. Die Datengewinnung, die allein in dieser Phase üblicherweise zwei bis vier Jahre andauert, wurde dadurch nach wenigen Monaten vorerst »abgeschnitten«, um die Zulassungen auf Basis dieser Zwischenberichte zu ermöglichen. Zur Bewertung der Wirksamkeit eines Impfstoffes sind aber ausführliche statistische Analysen notwendig. Wenn diese aussagekräftig sein sollen, muss zuerst entsprechendes Datenmaterial angesammelt werden.

Die Wirksamkeit einer Impfung unterscheidet sich von ihrer *Immunogenität*, die zum ersten Mal in der klinischen Phase II mittels Blutparametern festgestellt wird. Dabei sucht man im Labor nach Antikörpern, die sich gegen das Protein von SARS-CoV-2 richten, auf dessen Bildung die genetischen Impfstoffe abzielen. Lassen sich diese Antikörper nachweisen, ist damit die Immunogenität der Impfung bestätigt. Das heißt, die Probanden haben immunologisch mit der Bildung von Antikörpern reagiert. Allerdings lässt sich daraus noch nicht ableiten, wie wirksam diese Abwehrkräfte tatsächlich sind, wenn es zum Kontakt mit dem Coronavirus kommt.

Der *Wirksamkeitsnachweis* einer Impfung lässt sich grundsätzlich auf drei verschiedenen Wegen erbringen. Eine Möglichkeit ist der experimentelle Kontakt zum Erreger. Versuchspersonen werden dabei SARS-CoV-2 ausgesetzt wie bei einer Ansteckung unter natürlichen Bedingungen. Aus ethischen Gründen ist dieser umstrittene Weg vor allem nach teleskopierten Testverfahren nicht möglich. Es besteht ein zu hohes Risiko für die Versuchspersonen, infiziert zu werden und gesundheitlichen Schaden zu nehmen.

Eine zweite Möglichkeit ist der Vergleich der Laborparameter aus Blutproben mit den Laborergebnissen von anderen – ähnlichen – Impfstoffen, die zugelassen und nachweislich wirksam sind. Daraus ließe sich eine Wahrscheinlichkeit für die Wirksamkeit des neuen Impfstoffs ableiten. Da es aber noch nie zuvor in der Humanmedizin einen Impfstoff gegen ein Coronavirus gab, liegen auch keine Labordaten vor, die man für einen Vergleich heranziehen kann.

Es bleibt also nur noch die dritte Variante des Wirksamkeitsnachweises: die Kohortenstudie. Dabei werden Probanden aus den geimpften und nicht geimpften Gruppen über längere Zeit beobachtet, bis ausreichend Daten gesammelt wurden, um Aussagen über die Wirksamkeit eines Impfstoffs in der Praxis treffen zu können. Hierzu ist auch das Auftreten einer großen Zahl von Erkrankungsfällen nötig, die evaluiert werden müssen. Nur so kann festgestellt werden, ob und in welchem Ausmaß die Impfung schützt. Noch umfangreichere Daten verlangt die Beantwortung der Frage, ob geimpfte Personen für das soziale Umfeld und ihre Kontaktpersonen noch infektiös sind.

Je länger die Beobachtung der Kohorten durchgeführt wird, desto mehr Daten stehen für die statistischen Analysen zur Verfügung. In kurzen Beobachtungszeiträumen fallen weniger Daten an. Es treten auch weniger Erkrankungsfälle auf, aus denen man Rückschlüsse ziehen kann. Von den Erkrankten wiederum entwickelt mit oder ohne Impfstoff der größte Teil keine schweren COVID-19-Verläufe und kein Risiko, an der Infektion zu versterben. Allein deshalb, weil schwere Verläufe statistisch gesehen in einer eher geringen Anzahl auftreten. Der überwiegende Teil der Probanden aus den Impfstoffstudien stammt darüber hinaus nicht aus der Risikogruppe, sodass schwere Krankheitsverläufe bei den Teilnehmern der Impfstoffstudien im Durchschnitt noch seltener sind.

In der medizinischen Fachzeitschrift *Der Arzneimittelbrief* gaben die Verfasser im November 2020[97] zu bedenken: »Wenn man von einer Letalität bei COVID-19 von im Median ca. 0,05 Prozent bei den Unter-70-Jährigen weltweit ausgeht, wird es sehr schwer, in dieser Gruppe überhaupt einen Nutzen eines Impfstoffs nachzuweisen.« Dabei bezogen sich die Verfasser auf Berechnungen des Epidemiologen John Ioannidis von der Stanford University zur Infektionssterblichkeit, die im Oktober 2020 im Bulletin der WHO veröffentlicht wurden.[98] »Bei einer Infektion, die bei 2000 jungen Menschen in weniger als einem Fall zum Tode führt, wird nicht nur ein sehr sicherer Impfstoff benötigt, sondern auch einer, der die Infektionskette unterbrechen kann«, fügten die von pharmazeutischen Interessen nach ihrem Selbstverständnis[99] ausdrücklich unabhängigen Arzneimittelexperten hinzu.

Um die Infektionskette zu unterbrechen, muss ein Impfstoff zur *sterilen Immunität* führen. Das bedeutet, es reicht nicht aus, wenn er die Infektion nur abschwächt und die geimpften Personen vor schweren Verläufen schützt *(klinische Immunität)*. Er muss so wirksam sein, dass man nach der Impfung das Virus auch nicht mehr aufnehmen und mit milden Symptomen womöglich unbemerkt weitergeben kann. Nur durch eine solche sterile Immunität kann man auch andere Menschen schützen, indem man sich impfen lässt.

Im Zusammenhang mit dem viralen Vektorimpfstoff von AstraZeneca wies der Genetiker und Virologe William A. Haseltine im Mai 2020 nach der vorläufigen Auswertung der präklinischen Primatenversuche erstmals auf offene Fragen hin, welche die sterile Immunität betrafen: »Bei der Menge der gefundenen viralen RNA aus dem Nasensekret gab es zwischen geimpften und ungeimpften Affen keinen Unterschied. Das heißt, alle geimpften Tiere waren infiziert.«[100] Nachdem die Rhesusaffen zu Testzwecken mit SARS-CoV-2 angesteckt worden waren, entwickelten die geimpften Tiere zwar keine schwerwiegenden Lungenschäden, gaben aber infektiöse Virionen über die Nase ab.[101] Das heißt, sie waren ansteckend.

Zur Abschwächung der Schädlichkeit eines Virus benötigt unser Immunsystem neutralisierende Antikörper. Man nennt sie so, weil sie die Aktivitäten des Virus in unserem Organismus blockieren, also »neutralisieren«. Diese Antikörper sind für den individuellen Schutz eines geimpften Menschen verantwortlich. Üblicherweise können sie nach einer Impfung bei mehr als 1000-facher Verdünnung des Blutserums nachgewiesen werden. Im genannten Affenversuch waren sie aber nur bis zur 40-fachen Verdünnung nachweisbar.[102] Im *Arzneimittelbrief* fügten die Verfasser hinzu, dass der einzige, jedoch schwache klinische Hinweis auf eine Wirksamkeit des Impfstoffs aus der Beobachtung abzuleiten sei, »dass bei drei der sechs geimpften Affen im Vergleich zu den anderen drei und den ungeimpften die Atemfrequenz nicht so stark anstieg. Möglicherweise wurde also die Hälfte der geimpften Tiere etwas weniger krank.«

Sieben Tage nach der Ansteckung im Rahmen der Tests

wurden die Affen getötet und obduziert. Bei zwei von drei ungeimpften gab es Zeichen einer sogenannten interstitiellen Pneumonie, also einer Lungenentzündung mit krankhaften Veränderungen im Lungengewebe. Bei den geimpften Affen wurde dies nicht gefunden. Zusammenfassend deutete dieser Befund also auf eine Wirkung des Impfstoffs mit Abschwächung der Infektion, aber noch nicht auf eine sterile Immunität mit Unterbrechung der Infektionskette hin.

Der Grund, warum der Schutz vor einer schweren Infektion (klinische Immunität) noch keine Unterbrechung der Infektionskette (sterile Immunität) bedeuten muss, lässt sich leicht nachvollziehen: Der Impfstoff, der tief ins Körpergewebe injiziert wird, führt zur Bildung neutralisierender Antikörper, die in der Blutbahn zirkulieren und die Aktivität des Virus in unserem Organismus abschwächen. So werden Ausbreitung und Schädlichkeit des Erregers in unserem Körper eingedämmt. Es bleibt aber unklar, wie viel von dem Antikörperbestand bis in die Schleimhäute des Nasen-Rachen-Raums mobilisiert werden kann. Eine Vermehrung in diesem Bereich kann trotz der klinischen Immunität noch stattfinden, sodass wir über das Schleimhautsekret auch ansteckend bleiben, ähnlich wie die Affen im Tierversuch. An den Schleimhäuten ist dann nach wie vor unsere angeborene zelluläre Immunabwehr, die ich schon beschrieben habe, die entscheidende Instanz. Daher warnt die Immunologin Michal Tal von der Stanford University: »Viele glauben, wenn sie erst geimpft sind, brauchen sie keine Masken mehr zu tragen. Es ist wirklich wichtig, dass sie verstehen, dass sie weiter Masken tragen müssen, weil sie auch mit der Impfung ansteckend sein könnten.«[103]

Zu den offenen Fragen, die es sowohl hinsichtlich der Sicherheit als auch der Wirksamkeit gibt, findet seit November

2020 ein ausführlicher, von Skepsis geprägter Diskurs auf hohem wissenschaftlichen Niveau statt. Dieser Diskurs fand bedauerlicherweise keinen Einzug in die Medienberichterstattung. Er bezieht sich auf alle COVID-19-Impfstoffe, die nach teleskopierten Testverfahren zugelassen wurden. Denn diese Verkürzung ist der Grund für die Mängel bei den Wirksamkeitsnachweisen. Wie erwähnt beruhen diese auf dem Sammeln von Daten im Rahmen der Beobachtung von Kohorten mit anschließender statistischer Auswertung.

Am 21. Oktober 2020 stellte Peter Doshi, ein Chefredakteur des *British Medical Journal*, in dieser renommierten medizinischen Fachzeitschrift die Frage: »Werden die COVID-19-Impfstoffe Leben retten?« Seine Antwort lautete: »Die derzeitigen Studien sind nicht dazu geeignet, uns das zu sagen.«[104] Doshi argumentierte insbesondere, dass die kurzen Testzeiten keine Möglichkeit einer aussagekräftigen Evaluierung der Wirksamkeit erlaubten. Er zitierte Tal Zaks, den Chefmediziner des Unternehmens Moderna, dessen mRNA-Impfstoff bereits zugelassen wurde. Zaks hatte gegenüber Doshi folgende Auskunft gegeben: »Unsere Studie wird keinen Nachweis erbringen können, dass die Übertragung des Virus mit der Impfung verhindert werden kann. Denn dazu wäre es nötig, zweimal pro Woche über lange Zeit Abstriche von Probanden zu gewinnen.« Um solche Wirksamkeitsnachweise festzustellen, müssten die Studien im Vergleich zum teleskopierten Testverfahren laut Zak fünf- bis zehnmal so lange dauern. Damit wären wir dann wieder etwa bei der Laufzeit des bisherigen Weltrekords der Impfstofftestung, die vier Jahre umfasste und einen Kandidaten gegen Mumps betraf.

Offenbar gibt es eben doch gute Gründe, warum man einen ausreichend erprobten, sicheren *und* wirksamen Impfstoff nicht so einfach in ein paar Monaten auf den Markt bringen kann. Alternativ dazu hätte man fünf- bis zehnmal so viele Testpersonen einbeziehen können. Beides – Verlängerung der Studienzeit oder Vervielfachung der Probanden – ist laut Zak aufgrund des zeitlichen Drucks nicht akzeptabel.[105]

BioNTech-Gründer Uğur Şahin räumte im Dezember 2020 in einem Interview ebenfalls ein, dass es ungeklärt sei, ob durch den bereits zugelassenen mRNA-Impfstoff des Unternehmens »nur die Krankheit oder auch eine Infektion verhindert wird«.[106]

Peter Doshi kritisierte vor allem, dass die bisherigen Wirksamkeitsnachweise auf nur einigen hundert Erkrankungsfällen beruhen, die in den Kohorten in den unterschiedlichen Impfstoffstudien aufgetreten seien, von denen wiederum ein signifikanter Teil ohnehin mild oder moderat verlaufe. Die Zahl der schweren Fälle in den Impfstoffstudien könne daher noch kein statistisch aussagekräftiges Datenvolumen ergeben, auf dessen Basis eine Beurteilung des lebensrettenden Potenzials der Vakzine möglich sei. Des Weiteren bemängelte er den geringen Anteil von Personen aus den Risikogruppen, die in die klinischen Testphasen einbezogen worden waren.

Der Mediziner Hamish Duncan veröffentlichte am 24. November 2020 einen Beitrag im *British Medical Journal*, in dem er sich auf den dort begonnen Diskurs bezog: »Ich war begeistert darüber, hier einige sinnvolle journalistische Herausforderungen rund um die COVID-19-Impfstoffe zu lesen. Daher erwartete ich herausfordernde Artikel in Medizin- und Leitmedien, in der Hoffnung, dass es nun einen authentischen Diskurs über die vielen unbeantworteten Fragen rund um die Impfung geben werde.« Duncan äußerte seine Verwunderung darüber, dass dieser mediale Diskurs ausblieb. Seine Schlussfolgerung anlässlich der unbeantworteten Fragen rund um Sicherheit und Wirksamkeit lautete: »Wir schlafwandeln in eine riesige prospektive Kohortenstudie«.[107]

Am 14. Januar 2021 verschärfte wiederum Peter Doshi im *British Medical Journal* seine kritischen Fragen.[108] Diesmal bezog er sich konkret auf den Zwischenbericht aus Phase III des zugelassenen mRNA-Kandidaten der Unternehmen BioNTech und Pfizer. Die gesamte öffentliche Aufmerksamkeit habe sich auf die imposanten Angaben zur Wirksamkeit des Impfstoffs fokussiert. Pfizer habe 170 PCR-bestätigte COVID-19-Fälle ausgewertet, von denen 8 in der Impfstoffgruppe und 162 in der Placebogruppe aufgetreten seien. Darauf basiert die Angabe zur hohen Wirksamkeit des Impfstoffs von 95 Prozent laut Hersteller. »Diese Zahlen werden aber durch die Kategorie ›COVID-19 Verdacht‹ in den Schatten gestellt«[109], schrieb Doshi.

Dies seien symptomatische COVID-19-Fälle ohne positiven PCR-Test. Das heißt, die Probanden zeigten spezifische Symptome einer Infektion mit SARS-CoV-2, die zum COVID-19-Verdacht führten. Aber die PCR-Tests schlugen nicht positiv an. PCR-Tests können zu bestimmten Zeitpunkten des COVID-19-Verlaufs falsch-negativ ausfallen. Das ist insbesondere der Fall, wenn sie zu früh durchgeführt werden und im Bereich der Nasen-Rachen-Schleimhäute noch kein Virusmaterial gewonnen werden kann. Eine Studie aus dem Juni 2020 hat ergeben, dass selbst acht Tage nach der Infektion noch 20 Prozent der infizierten Probanden – unabhängig davon, ob sie bereits Symptome hatten oder nicht – mittels PCR-Verfahren ein negatives Testergebnis erhielten, obwohl SARS-CoV-2 später noch nachgewiesen werden konnte.[110] Je weniger Zeit zwischen Infektion und Test verstreicht, desto höher fällt diese Fehlerquote aus. Aus diesem Grund ist Peter Doshis Hinweis auf die negativ getesteten Verdachtsfälle in den Impfstoffstudien wert, mit berücksichtigt zu werden.

3410 symptomatische, nicht laborbestätigte Corona-Verdachtsfälle seien laut Doshis Recherchen bis zum damaligen Zeitpunkt aufgetreten, davon 1594 in der geimpften Gruppe und 1816 in der Placebogruppe. Doshi räumte ein, dass es sich nicht bei allen diesen symptomatischen Fällen tatsächlich um Coronafälle ohne oder mit falsch-negativem Testergebnis gehandelt haben muss. Aber: »Mit 20-mal so vielen Verdachtsfällen wie bestätigten Fällen kann diese Kategorie nicht einfach ignoriert werden, nur weil kein positives PCR-Ergebnis vorlag. Eine ungefähre Schätzung der Effizienz der Impfung beim Schutz vor COVID-19-Symptomen, mit oder ohne positivem PCR-Test, beliefe sich auf ein um 19 Prozent reduziertes Risiko.«[111] Dies wäre, so Doshi, weit unter der Minimalanforderung von 50 Prozent Effizienz, die durch Zulassungsbehörden vorgegeben wurde. Selbst wenn man davon die COVID-19-Verdachtsfälle, die innerhalb einer Woche nach der zweiten Verabreichung der Impfung auftraten, abziehe, erhalte man noch immer nur 29 Prozent Schutzwirkung.

Hierzu ist anzumerken, dass auch die von Peter Doshi angeführten Berechnungen fehlerhaft sein können, da ja unklar ist, wie viele der symptomatischen Verdachtsfälle tatsächlich COVID-19 hatten. Der grundsätzliche Einwand, dass man diese Fälle bei der Einschätzung der Wirksamkeit nicht einfach vollständig ignorieren kann, bleibt aber dennoch gültig.

Wie wir aus Buchteil 4 wissen, trat bei allen Impfstoff-Favoriten eine relativ hohe Reaktogenität mit Grippesymptomen nach der zweiten Impfung auf. Weil Teilnehmer der BioNTech-Studie in der Impfstoffgruppe, so Peter Doshi, drei- bis viermal so häufig fiebersenkende und entzündungshemmende Arzneistoffe einnahmen wie die in der Placebogruppe, sah er auch die Gefahr, dass in dieser Gruppe durch Symptomunterdrückung weniger COVID-19-Fälle klinisch aufgefallen sein könnten. Genau genommen lag der Einsatz fiebersenkender Medikamente in klinischen Studien zu diesem Impfstoff, gemittelt über alle Altersgruppen, nach der zweiten Impfdosis 3,6-mal so hoch wie in den Placebogruppen. Doshis diesbezügliche Angaben halten also einer Überprüfung stand.[112] Seine Argumentation, dass der verhältnismäßig hohe Einsatz dieser Medikamente, die auch COVID-19-Symptome unterdrücken, das Ergebnis bei der Wirksamkeit des Impfstoffs mit beeinflusst haben könnte, ist also durchaus möglich. Dieselben Bedenken lassen sich auch auf die anderen Impfstoffkandidaten übertragen und sind prinzipiell plausibel.

Jedoch muss relativierend ergänzt werden, dass der Einfluss einer möglichen Symptomunterdrückung durch fiebersenkende und entzündungshemmende Arzneistoffe allenfalls einen geringfügigen Effekt auf das Auftreten von COVID-19-Symptomen in der Impfstoffgruppe gehabt haben kann. Denn es ist davon auszugehen, dass diese Arzneien von den meisten Probanden nur kurzfristig nach der Impfung eingenommen wurden – also in einem Zeitraum, in dem ohnehin noch keine Schutzwirkung der Impfung zu erwarten ist. Wesentlich relevanter erscheint hingegen der zuvor genannte Einwand mit den Verdachtsfällen ohne positives PCR-Ergebnis, die man in den Analysen zur Wirksamkeit nicht gänzlich vernachlässigen kann.

Des Weiteren stellte Doshi die Frage in den Raum, warum 371 Probanden aus der Impfstoffgruppe bei BioNTech wegen Abweichungen vom Prozedere innerhalb von sieben Tagen vor der zweiten Impfung aus den Wirksamkeitsanalysen ausgeschlossen wurden, aber nur 60 in der Placebogruppe. Dieses Missverhältnis kann das Ergebnis zusätzlich verändern. Doshi forderte daher mehr Transparenz über das Zustandekommen der Angaben zur Wirksamkeit der Impfstoffe und die Veröffentlichung der detaillierten Protokolle, damit die Vorgänge von der unabhängigen Wissenschafts-Community beurteilt werden könnten. Aus den genannten Gründen drängte sich auch William A. Haseltine der Eindruck auf, dass die COVID-19-Impfstoffstudien von Anfang an auf den Erfolg der Kandidaten ausgelegt worden seien könnten.[113]

Es wäre im Sinne der Transparenz und im öffentlichen Interesse angeraten, alle diese Bedenken bezüglich Sicherheit und Wirksamkeit der Impfstoffe, die im teleskopierten Verfahren getestet und bedingt zugelassen wurden, ausführlich zu thematisieren und auch medial zu debattieren. Daher wäre eine mediale Abbildung auch des kritischen Diskurses, der unter anderem im *British Medical Journal* anhält, im öffentlichen Interesse wünschenswert.

Schlussfolgerungen

Laut einer in Kalifornien durchgeführten Studie verweigern dort 50 Prozent der Mitarbeiterinnen und Mitarbeiter in Krankenhäusern die neuen COVID-19-Impfungen. In Ohio sind es laut der Erhebung 60 Prozent.[114] Auch dieses Buch hat klargemacht, dass Bedenken hinsichtlich Sicherheit und Wirksamkeit der COVID-19-Impfstoffe nach signifikant verkürzten Testverfahren ohne Langzeitstudien wissenschaftlich begründbar sind und von renommierten Experten geteilt werden. Die Annahme, dass diese Bedenken eine Domäne von Impfgegnern, »Aluhutträgern« oder »Schwurblern« ist, kann mit diesem Buch als widerlegt betrachtet werden.

Die Entscheidung für oder gegen die Impfung soll jeder individuell nach sorgfältigem Abwägen von Für und Wider treffen dürfen. Das implizieren die in diesem Buch vorgebrachten offenen Fragen und Bedenken. Damit die Menschen diese Entscheidung guten Gewissens treffen können, ist eine umfassende Aufklärung über die Problemfelder nötig, die weiter oben ausführlich thematisiert wurden. Der öffentliche und vor allem mediale Diskurs scheint derzeit aber weniger das Ziel zu verfolgen, unbeantwortete Fragen und Problemfelder sichtbar zu machen, als diese vielmehr unter den Tisch zu kehren.

Es ist aber nicht die Aufgabe von Journalistinnen und Journalisten, Menschen zur Entscheidung für die Impfung zu führen, sondern den Diskurs möglichst umfassend und differenziert abzubilden, wobei auch skeptische und kritische Wissenschaftlerinnen und Wissenschaftler zu Wort kommen sollen. Nur so bekommen die Medienkonsumenten die Chance, auf Basis einer fairen und ausgewogenen, nicht einseitigen Berichterstattung im vollen Bewusstsein über die Vor- und Nachteile der COVID-19-Impfungen ihre persönlichen Entscheidungen zu treffen.

Insbesondere wegen des fehlenden Nachweises der sterilen Immunität, der in teleskopierten Studien nicht erbracht werden kann, gibt es keine Grundlage für eine moralische »Verpflichtung«, sich für die Impfung zu entscheiden. Auch eine indirekte Impfpflicht durch politisch verordnete Einschränkungen oder durch sozialen Druck, den Menschen aufeinander ausüben, erscheint aufgrund der offenen Sicherheitsfragen und lückenhaften Wirksamkeitsnachweise nicht gerechtfertigt.

Sollten die Impfstoffe keine sterile Immunität bewirken und daher die Infektionskette nicht unterbrechen, so bedeutet dies, dass auch Geimpfte noch immer andere Menschen anstecken können, indem sie SARS-CoV-2 aufnehmen und mit mildem Verlauf möglicherweise unbemerkt an andere weitergeben. Diese Problematik muss vor allem im Gesundheitsbereich beachtet werden. Eine Impfung, die die Symptome bei COVID-19 mildert, aber die Infektiosität der Geimpften nicht unterbindet, birgt auch gewisse Gefahren beim Umgang mit Risikopatienten. Sollte die Impfung dazu führen, dass eine mögliche COVID-19-Infektion zum Beispiel bei Pflegepersonal aufgrund der Abmilderung der Symptome unbemerkt bleibt oder dass sich die geimpften Personen in Sicherheit wiegen, keine Gefahr für andere mehr zu sein, würde dieser Umstand das Risiko einer unbemerkten Übertragung auf gefährdete Personen sogar erhöhen. Diese Problematik muss durch entsprechende Aufklärung von Gesundheitspersonal, welches die Impfung erhält, unbedingt berücksichtigt werden. Auch die

Bevölkerung, die geimpft wird, sollte über die fehlenden Nachweise einer sterilen Immunität und die daraus resultierenden Konsequenzen informiert werden.

Eine umfassende Impfung innerhalb der Risikogruppen, die im Falle einer COVID-19-Erkrankung einer erheblichen Gefahr ausgesetzt sind, schwere Verläufe mit möglicher Todesfolge zu entwickeln, erscheint durchaus als sinnvoll und anstrebenswert, sofern dies auf freiwilliger Basis und nach ausführlicher Aufklärung erfolgt. Gerade bei hochbetagten und stark vorerkrankten Menschen ist genauestens auf das Auftreten von Gesundheitsschäden nach der Impfung zu achten. Am 15. Januar 2021 berichtete das *New England Journal of Medicine* über 23 Todesfälle bei älteren Menschen, die in Norwegen zeitnah nach der Impfung mit dem mRNA-Vakzin von BioNTech aufgetreten waren. In welchem Zusammenhang die Todesfälle zu der Impfung stehen, wird derzeit untersucht. Steinar Madsen, der ärztliche Direktor der Norwegischen Arzneimittel-Agentur (NoMA), sagte: »Es ist denkbar, dass die bekannten Nebenwirkungen, die für jüngere und gesunde Menschen nicht gefährlich sind, Vorerkrankungen bei Älteren verschlimmern.«[115] Zu bedenken ist auch, dass die klinischen Studien bei allen bisherigen Favoriten gezeigt haben, dass die Reaktogenität nach der zweiten Impfdosis stark ansteigt. Vor allem bei Risikopatienten sollte daher ein Augenmerk auf die Nebenwirkungen bei der notwendigen Wiederholung der Impfung gelegt werden. Das Nutzen-Risiko-Profil dürfte in den Risikogruppen trotz der offenen Fragen aber weit günstiger ausfallen als außerhalb der Risikogruppen.

Da schwere Verläufe außerhalb der Risikogruppen verhältnismäßig selten sind, darf die Gefahr eines überlasteten Gesundheitssystems nicht als Druckmittel für die Impfung genutzt werden. Die Auswirkung bzw. Entlastung der Krankenhäuser durch die Impfung junger, gesunder Menschen wäre nur marginal spürbar.

Generell wäre ein gezielter Schutz von Risikopersonen, wie er von vielen Expertinnen und Experten seit Monaten gefordert wird, wünschenswert. Hier bestehen die größten Versäumnisse, die der Politik vorgehalten werden können. Hierzu verweise ich auf die breit geführte Diskussion, die für alle auch im Internet zugänglich ist. Diese ist jedoch nicht Gegenstand eines Buches über die offenen Fragen rund um die teleskopierten Impfstoffzulassungen. Impfstoffsicherheit ist ein hohes Gut, das für sich zu betrachten ist. Das war und ist der Anspruch dieses Werks.

Seine Lektüre dient dem Informationserwerb. Das Buch ist nicht als Ratgeber für oder gegen eine COVID-19-Impfung zu verstehen. Bitte wenden Sie sich im Zusammenhang mit Ihrer Impfentscheidung an eine Ärztin oder einen Arzt Ihres Vertrauens.

Kostenlose Videos zum Thema dieses Buches finden Sie auf meinem YouTube-Kanal »CGArvay« unter www.youtube.com/user/CGArvay. Ich freue mich über Ihren Besuch auf meiner Homepage www.clemensarvay.com.

Anmerkungen

1 Soeren Lukassen, Robert Lorenz Chua, Timo Trefzer und Mitarbeiter (2020), *SARS-CoV-2 rezeptor ACE2 and TMPRSS2 are primarily expressed in bronchial transient secretory cells*, in: The Embo Journal, 39 (105114), DOI 10.15252/embj.20105114, https://www.embopress.org/doi/full/10.15252/embj.20105114, abgerufen am 24.12.2020.
2 Janice Leung, Chen Yang, Anthony Tam und Mitarbeiter (2020), *ACE-2 expression in the small airway epithelia of smokers and COPD patients: implications for COVID-19*, in: European Respiratory Journal, 56 (6), DOI 10.1183/13993003.00688-2020, https://erj.ersjournals.com/content/early/2020/03/26/13993003.00688-2020, abgerufen am 24.12.2020.
3 Martin Gaisberger, Renata Sanovic, Heidemarie Dobias und Mitarbeiter (2012), *Effects of ionized waterfall aerosol in pediatric allergic asthma*, in: Journal of Asthma, 49 (8), S. 830–838, DOI 10.3109/02770903.2012.705408, https://pubmed.ncbi.nlm.nih.gov/22861198/, abgerufen am 25.12.2020, und
Predrag Kolarz, Martin Gaisberger, Pierre Madl und Mitarbeiter (2012), *Characterization of ions at alpine waterfalls*, in: Atmospheric Chemistry and Physics, 12, S. 3687–3697, DOI 10.5194/acp-12-3687-2012, https://acp.copernicus.org/articles/12/3687/2012/, abgerufen am 25.12.2020.
4 Alba Grifoni, Daniela Weiskopf, Sydney Ramirez und Mitarbeiter (2020), *Targets of T cell responses to SARS-CoV-2 coronavirus in humans with COVID-19 Disease and unexposed individuals*, in: Cell, 181 (7), S. 1489–1501, DOI 10.1016/j.cell.2020.05.015, https://doi.org/10.1016/j.cell.2020.05.015, abgerufen am 29.12.2020.
5 Alessandro Sette und Shane Crotty (2020), *Pre-existing immunity to SARS-CoV-2: the knowns and unknowns*, in: Nature Reviews Immunology, 20, S. 457–458, www.nature.com/articles/s41577-020-0389-z, abgerufen am 29.12.2020.
6 Huihui Wang, Xuemei Li, Tao Li und Mitarbeiter (2020), *The genetic sequence, origin, and diagnosis of SARS-CoV-2*, in: European Journal of Clinical Microbiology and Infectious Diseases, 39, 1629-1635, DOI 10.1007/s10096-020-03899-4, https://link.springer.com/article/10.1007/s10096-020-03899-4, abgerufen am 25.12.2020.

7 Michelle Brey (2020), NDR-*Podcast: Corona-Impfstoff: Virologe Drosten nennt zwei Möglichkeiten – »hoffnungsvolle Anfangsdaten«*, in: Merkur.de vom 4.4.2020, https://www.merkur.de/welt/coronavirus-impfstoff-drosten-forschung-virologe-ndr-podcast-news-aktuell-sars-cov-2-covid-19-zr-13638474.html, abgerufen am 27.12.2020.

8 Barbara Gillmann (2020), *SARS-Impfstoffe: Virologe Drosten: »Wir müssen Regularien für Impfstoffe außer Kraft setzen«*, in: Handelsblatt vom 19.03.2020, https://www.handelsblatt.com/politik/international/sars-impfstoffe-virologe-drosten-wir-muessen-regularien-fuer-impfstoffe-ausser-kraft-setzen/25657800.html?ticket=ST-20273015-bpccZIKgbZTItBCIrXKl-ap5, abgerufen am 27.12.2020.

9 Das Erste (2020), *Interview mit Bill Gates*, Tagesthemen vom 12.4.2020, https://www.youtube.com/watch?v=083VjebhzgI, abgerufen am 27.12.2020.

10 Englisches Originalzitat (Bill Gates): »People like myself and Tony Fauci are saying 18 months. If everything went perfectly, we could do slightly better than that, but there will be a trade-off. We will have less safety testing than we typically would have. And so governments will have to decide, you know, do they indemnify the companies and really say let's go out with this, when we just don't have the time to do what we normally do. [...] Well, of course, if you want to wait and see if a side effect shows up two years later, that takes two years. Whenever you're acting quickly – like during the HIV crisis they created a quick way of getting drug approval – there is a trade-off there. In that case [of the HIV crisis] it worked super well, and here, you know, we have ... we will ... I think be able to get some safety indications. But this is a public good. So, you know, those trade-offs – the governments working on a cooperative basis will be involved in the decision to say: hey, the regulators say go ahead, even though you haven't taken the normal time period.« BBC (2020), *Interview mit Bill Gates*, BBC Breakfast vom 12.4.2020, https://www.youtube.com/watch?v=ie6lRK-AdvuY, ab Zeitmarke 7:40, abgerufen am 27.12.2020.

11 Bill Gates (2020), *The vaccine race, explained: What you need to know about the COVID.19-vaccine*, in: GatesNotes vom 30.4.2020, https://www.gatesnotes.com/Health/What-you-need-to-know-about-the-COVID-19-vaccine, abgerufen am 27.12.2020.

12 siehe z.B. Clemens Arvay (2020), *Pro & Contra: Ist eine Impfpflicht gegen COVID-19 sinnvoll?*, in: Tiroler Tageszeitung vom 15.8.2020, https://www.tt.com/artikel/30747037/pro-contra-ist-eine-impfpflicht-gegen-covid-19-sinnvoll, und
Stiftung Corona-Ausschuss (2020), Livestream Sitzung 10*: Gefährlichkeit des Virus, Behandlung der Krankheit, Impfen als Ausweg*, Befragung von Clemens

Arvay am 14.8.2020, ab Zeitmarke 2:28:00, https://www.youtube.com/watch?v=jDZgQaqYtrQ, und
Servus TV (2020), Talk im Hangar 7, Coronavirus: *Soll es eine Impfpflicht geben?*, mit Clemens Arvay und anderen, Live-Sendung vom 28.5.2020, und Clemens Arvay (2020), Gefahr Corona-Impfstoff: Verheimlichte Nebenwirkungen bei Favoriten, in: YouTube vom 15.8.2020, https://www.youtube.com/watch?v=libQ-GjuNn8, jeweils abgerufen am 29.12.2020.

13 World Health Organization, *Draft landscape of COVID-19 vaccine candidates*, in: WHO International online, https://www.who.int/publications/m/item/draft-landscape-of-covid-19-candidate-vaccines, wird laufend aktualisiert.

14 Arzt & Karriere (2020), *Entwicklungsschritte eines Impfstoffs*, in: Arzt & Karriere – Fachzeitschrift für Berufsperspektiven, Forschung und Digitalisierung in der Medizin, 14.2.2020, https://arztundkarriere.com/forschung/die-entwicklung-impfstoffen/, und
Helga Blasius (2014), in: Deutsche Apotheker Zeitung, Arzneimittelentwicklung: Präklinische und klinische Prüfung, 1. Teil, 22, S. 56, https://www.deutsche-apotheker-zeitung.de/daz-az/2014/daz-22-2014/arzneimittelentwicklung, jeweils abgerufen am 31.12.2020.

15 Ursula Wiedermann, Otfried Kistner und Barbara Tucek (2017), *Entwicklung von Impfstoffen*, in: Österreichische Ärztezeitung, 23 (24), S. 30–38, https://www.aerztezeitung.at/fileadmin/PDF/2017_Verlinkungen/State_Entwicklung_Impfstoffe.pdf, abgerufen am 31.12.2020.

16 GlaxoSmithKline (2020), *Phasen der klinischen Prüfung*, https://de.gsk.com/de-de/forschung-und-entwicklung/klinische-studien/phasen-der-klinischen-pruefung/#phase-iii, abgerufen am 31.12.2020.

17 Pharmazeutische Zeitung (2020), *Tierversuche für Corona-Impfstoffe unverzichtbar*, in: Pharmazeutische Zeitung vom 24.4.2020, https://www.pharmazeutische-zeitung.de/tierversuche-fuer-corona-impfstoffe-unverzichtbar-117123/, abgerufen am 31.12.2020.

18 vfa – die forschenden Pharmaunternehmen (2018), *So entsteht ein neues Medikament*, in: vda vom 7.2.2018, https://www.vfa.de/de/arzneimittel-forschung/so-funktioniert-pharmaforschung/so-entsteht-ein-medikament.html, abgerufen am 31.12.2020.

19 vfa – die forschenden Pharmaunternehmen (2018), *Klinische Studien zur Erprobung neuer Medikamente*, in: vda vom 7.2.2018, https://www.vfa.de/de/arzneimittel-forschung/so-funktioniert-pharmaforschung/klinische-studien-uebersicht.html, abgerufen am 31.12.2020.

20 Ribosepharm Division, *Ablauf einer Studie*, in: NHL Info, https://www.nhl-info.de/exec/start?site=/529.htm&check=0, abgerufen am 31.12.2020.

21 Ursula Wiedermann, Otfried Kistner und Barbara Tucek (2017), *Entwicklung von Impfstoffen*, in: Österreichische Ärztezeitung, 23 (24), S. 30–38,

https://www.aerztezeitung.at/fileadmin/PDF/2017_Verlinkungen/State_Entwicklung_Impfstoffe.pdf, und

Ribosepharm Division, *Ablauf einer Studie*, in: NHL Info, https://www.nhl-info.de/exec/start?site=/529.htm&check=0, jeweils abgerufen am 31.12.2020.

22 Englisches Originalzitat: »Telescoping testing timelines and approvals may expose all of us to unnecessary dangers related to the vaccine. [...] The US alone plans to vaccinate hundreds of millions of people with the first successful candidate. One serious adverse event per thousand of a vaccine given to 100 million people means harm to 100,000 otherwise healthy people. [...] Such concerns are real.« William Haseltine (2020), *The risks of rushing a COVID-19 vaccine*, in: Scientific American vom 22. Juni 2020, www.scientificamerican.com/article/the-risks-of-rushing-a-covid-19-vaccine/, abgerufen am 31.12.2020.

23 Shibo Jiang (2020), *Don't rush to develop COVID-19 vaccines and drugs without sufficient safety guarantees*, in: Nature vom 16.3.2020, www.nature.com/articles/d41586-020-00751-9, abgerufen am 31.12.2020.

24 Englisches Originalzitat: »The speed and scale of development and rollout do mean that it is impossible to generate the same amount of underlying evidence that normally would be available through extensive clinical trials and healthcare providers building experience.« Donato Paolo Mancini und Michael Peel (2020), *COVID-19 vaccine makers lobby EU for legal protection*, in: Financial Times vom 26.8.2020, https://www.ft.com/content/12f7da5b-92c8-4050-bcea-e726b75eef4d, abgerufen am 31.12.2020.

25 World Health Organization, *Draft landscape of COVID-19 vaccine candidates*, in: WHO International online, https://www.who.int/publications/m/item/draft-landscape-of-covid-19-candidate-vaccines, wird laufend aktualisiert.

26 Stern (2020), *Klare Worte: Hausarzt hat genug von Impfgegnern – und hängt Zettel mit Infos in Praxis auf*, in: Stern vom 23.12.2020, https://www.stern.de/gesundheit/hausarzt-hat-genug-von-impfgegnern---und-haengt-infozettel-in-praxis-auf-9544446.html, abgerufen am 31.12.2020.

27 Sidgi Hasson, Juma Busaidi und Talal Salam (2015), *The past, current and future trends in DNA vaccine immunisations*, in: Asian Pacific Journal of Tropical Biomedicine, 5 (5), S. 344–353, DOI 10.1016/S2221-1691(15)30366-X, https://www.sciencedirect.com/science/article/pii/S222116911530366X, abgerufen am 31.12.2020.

28 Sofia Stenler, Pontus Blomberg und Edvard Smith (2014), 10 (5), S. 1306–1308, DOI 10.4161/hv.28077, https://www.ncbi.nlm.nih.gov/pmc/articles/PMC4896608/, abgerufen am 31.12.2020.

29 T.D.E. Medjitna, C. Stadler, l. Bruckner und Mitarbeiter (2006), in: Developments in Biologicals, 126 (261-70), S. 317, PMID: 17058502, https://pubmed.ncbi.nlm.nih.gov/17058502/, abgerufen am 31.12.2020.
30 Patric Vogel (2020), *COVID-19: Suche nach einem Impfstoff*, S. 37, Springer Spektrum, Wiesbaden, 2020.
31 Patric Vogel (2020), *COVID-19: Suche nach einem Impfstoff*, S. 24, Springer Spektrum, Wiesbaden, 2020.
32 K. Mitani und S. Kubo (2002), *Adenovirus as an integrating vector*, in: Current Gene Therapy, 2 (2), S. 135-144, DOI 10.2174/1566523024605591, https://pubmed.ncbi.nlm.nih.gov/12109211/, abgerufen am 17.1.2021.
33 Scott Halstead (2018), *Which Dengue Vaccine Approach is the most promising, and should we be concerned about enhanced disease after vaccination? There is only one true winner*, in: Cold Spring Harbor Perspectives in Biology, 10 (6), a030700, DOI 10.1101/cshperspect.a030700, https://pubmed.ncbi.nlm.nih.gov/28716893/, abgerufen am 31.12.2020.
34 Susan Buchbinder, Juliana McElrath, Carl Dieffenbach und Lawrence Corey (2020), *Use of adenovirus type-5 vectored vaccines: a cautionary tale*, in: The Lancet, 396 (10260), E68-E69, DOI 10.1016/S0140-6736(20)32156-5, https://www.thelancet.com/journals/lancet/article/PIIS0140-6736(20)32156-5/fulltext, abgerufen am 31.12.2020.
35 Reuters (2020), *China CanSinoBIO's COVID-19 vaccine trails recruit over 20 000 people*, in: Reuters Health Care and Pharma vom 21.12.2020, https://www.reuters.com/article/us-health-coronavirus-vaccine-cansino-bio-idUSKBN28V1N8, abgerufen am 31.12.2020.
36 Bill & Melinda Gates Foundation (2015), *CanSino Biologics Inc. October 2015*, https://www.gatesfoundation.org/How-We-Work/Quick-Links/Grants-Database/Grants/2015/10/OPP1135369, und Bill & Melinda Gates Foundation (2020), *CanSino Biologics Inc. April 2020*, https://www.gatesfoundation.org/How-We-Work/Quick-Links/Grants-Database/Grants/2020/04/INV-005838, jeweils abgerufen am 31.12.2020.
37 Englisches Originalzitat: »We are writing to express concern about the use of a recombinant adenovirus type-5 (Ad5) vector for a COVID-19 phase 1 vaccine study, and subsequent advanced trials. Over a decade ago, we completed the Step and Phambili phase 2b studies that evaluated an Ad5 vectored HIV-1 vaccine administered in three immunisations for efficacy against HIV-1 acquisition. Both international studies found an increased risk of HIV-1 acquisition among vaccinated men.«
38 Englisches Originalzitat: »The conclusion of this consensus conference warned that non-HIV vaccine trials that used similar vectors in areas of high HIV prevalence could lead to an increased risk of HIV-1 acquisition in the vaccinated population.«

39 Manvendra Saxena, Thi Thu Hao Van, Fiona Baird und Mitarbeiter (2012), *Pre-existing immunity against vaccine vectors – friend of foe?*, in: Microbiology, 159 (19), S. 1–11, DOI 10.1099/mic.0.049601-0, https://pubmed.ncbi.nlm.nih.gov/23175507/, abgerufen am 31.12.2020.

40 Norddeutscher Rundfunk (2020), *Cansino/Pekinger Institut für Biotechnologie*, in: NDR vom 8.10.2020, https://www.ndr.de/fernsehen/sendungen/panorama_die_reporter/Cansino-Pekinger-Institut-fuer-Biotechnologie,cansino100.html, abgerufen am 31.12.2020.

41 Wiener Zeitung (2020), *Patent für COVID-Impfung aus China*, in: Wiener Zeitung vom 17.8.2020, https://www.wienerzeitung.at/nachrichten/wissen/mensch/2071794-Patent-fuer-Covid-Impfung-aus-China.html, abgerufen am 31.12.2020.

42 Huma Qureshi, Zhong Min-Ma, Ying Huang und Mitarbeiter (2012), in: Journal of Virology, 86 (4), 2239-2250, DOI 10.1128/JVI.06175-11, https://pubmed.ncbi.nlm.nih.gov/22156519/, abgerufen am 31.12.2020.

43 Patric Vogel (2020), *COVID-19: Suche nach einem Impfstoff*, S. 46, Springer Spektrum, Wiesbaden, 2020.

44 Laura Blackburn (2018), *RNA vaccines: an introduction*, in: Cambridge University Policy Briefing, phg Foundation, https://www.phgfoundation.org/briefing/rna-vaccines und https://www.phgfoundation.org/documents/rna-vaccines-an-introduction-briefing-note.pdf, abgerufen am 31.12.2020.

45 Englisches Originalzitat: »There is still a lot of work to be done before mRNA vaccines can become standard treatments, in the meantime, we need a better understanding of their potential side effects, and more evidence of their long term efficacy.«

46 Englisches Originalzitat: »unintended immune reaction.«

47 Englisches Originalzitat: »Safety: better understanding of vaccine adverse effects is needed – these can include inflammation or autoimmune reactions.«

48 Liguo Zhang, Alexsia, Richards, Andrew Kalil und Mitarbeiter (2020), *SARS-CoV-2 RNA reverse-transcribed and integrated into the human genome*, in: BioRxiv vom 13.12.2020, DOI 10.1101/2020.12.12.422516, https://pubmed.ncbi.nlm.nih.gov/33330870/, abgerufen am 31.12.2020.

49 John Cohen (2020), *The coronavirus may sometimes slip its genetic material into human chromosomes – but what does that mean?*, in: Science Magazine vom 16.12.2020, https://www.sciencemag.org/news/2020/12/coronavirus-may-sometimes-slip-its-genetic-material-human-chromosomes-what-does-mean, abgerufen am 31.12.2020.

50 Ilaria Sciamanna, Chiara de Luca und Corrado Spadafora (2016), *The reverse transcriptase encoded by LINE-1 retrotransposons in the genesis, progression and therapy of cancer*, in: Frontiers in Chemistry, DOI 10.3389/

fchem.2016.00006, https://www.frontiersin.org/articles/10.3389/fchem.2016.00006/full, abgerufen am 31.12.2020.

51 Robert Czepel (2020), *SARS-CoV-2: Studie: Virusteile im menschlichen Erbgut*, in: ORF Science vom 20.12.2020, https://science.orf.at/stories/3203660/, abgerufen am 31.12.2020.

52 Englisches Originalzitat: »We believe that the public should be fully informed that vaccines, though effective in preventing infections, may have long term adverse effects. An educated public will probably increasingly demand proper safety studies before widespread immunisation. We believe that the outcome of this decision will be the development of safer vaccine technology.« John Barthelow Classen (1999), *Public should be told that vaccines may have long term adverse effects*, in British Medical Journal, 318 (7177), S. 193, DOI 10.1136/bmj.318.7177.193, https://www.ncbi.nlm.nih.gov/pmc/articles/PMC1114674/, abgerufen am 31.12.2020.

53 Tom Jefferson (1998), *Vaccination and its adverse effects: real or perceived? Society should think about means of linking exposure to potential long term effect*, in: British Medical Journal, 317 (7152), S. 159–160, DOI 10.1136/bmj.317.7152.159 , https://pubmed.ncbi.nlm.nih.gov/9665892/, abgerufen am 31.12.2020.

54 Reuters (2020), *AstraZeneca agrees to supply Europe with 400 million doses of COVID-19 vaccines*, in: Reuters Healthcare & Pharma vom 13.6.2020, https://www.reuters.com/article/us-health-coronavirus-vaccines-astrazeneca-agrees-to-supply-europe-with-400-million-doses-of-covid-19-vaccine-idUSKBN23K0HW, abgerufen am 13.1.2021.

55 Markus Golla (2020), *Coronavirus: Forscher warnen vor Abkürzungen bei Impfstoffentwicklung*, in: Pflege Professionell vom 8.9.2020, https://pflege-professionell.at/at-coronavirus-forscher-warnen-vor-abkuerzungen-bei-impfstoffentwicklung, und
Österreichischer Rundfunk (2020), *Forscher warnen vor Abkürzungen bei Impfstoffentwicklung*, in: ORF Science vom 8.9.2020, https://science.orf.at/stories/3201620/, jeweils abgerufen am 3.1.2021.

56 Paul-Ehrlich-Institut (2020), *Ausschuss für Humanarzneimittel bei der EMA empfiehlt bedingte Zulassung für den COVID-19-Impfstoff von BioNTech/Pfizer*, in: Paul-Ehrlich-Institut online vom 21.12.2020, https://www.pei.de/DE/newsroom/hp-meldungen/2020/201221-ema-empfiehlt-bedingte-zulassung-covid-19-impfstoff-biontech-pfizer.html, abgerufen am 9.1.2021.

57 Pharmazeutische Zeitung (2020), *EU-Zulassung für AstraZeneca-Impfstoff noch im Januar*, in: Pharmazeutische Zeitung vom 9.1.2021, https://www.pharmazeutische-zeitung.de/eu-zulassung-fuer-astra-zeneca-impfstoff-noch-im-januar-122916/, abgerufen am 9.1.2021

58 Bill & Melinda Gates Foundation (2013), Jenner Institute, https://www.gatesfoundation.org/How-We-Work/Quick-Links/Grants-Database/Grants/2013/10/OPP1096893, abgerufen am 10.1.2021.
59 The Jenner Institute, *Funders & Partners*, https://www.jenner.ac.uk/about/funders-partners, abgerufen am 3.1.2021.
60 University of Oxford, *Oxford Vaccine Group*, https://www.medsci.ox.ac.uk/research/labtalk/oxford-vaccine-group, abgerufen am 3.1.2021.
61 Klaus Taschwer (2020*), Sarah Gilbert: die »Speed Queen« der Corona-Impfstoffentwicklung*, in: Der Standard vom 20.7.2020, https://www.derstandard.at/story/2000118850988/diese-forscherin-die-mit-ihrem-impfstoff-sars-cov-2-besiegen-will, abgerufen am 3.1.2021.
62 Handelsblatt (2020), *Vier EU-Länder sichern sich 300 Millionen Corona-Impfstoffdosen*, in: Handelsblatt vom 13.6.2020, https://www.handelsblatt.com/politik/international/coronakrise-vier-eu-laender-sichern-sich-300-millionen-corona-impfstoffdosen/25913278.html, abgerufen am 3.1.2021.
63 Reuters (2020), *AstraZeneca agrees to supply Europe with 400 million doses of COVID-19 vaccines*, in: Reuters Healthcare & Pharma vom 13.6.2020, https://www.reuters.com/article/us-health-coronavirus-vaccines-astrazeneca-agrees-to-supply-europe-with-400-million-doses-of-covid-19-vaccine-idUSKBN23K0HW, abgerufen am 13.ˆ.2021.
64 Apotheke Adhoc (2020), *Deutschland bestellt AstraZeneca Impfstoff*, in: Apotheke Adhoc vom 13.6.2020, https://www.apotheke-adhoc.de/nachrichten/detail/coronavirus/deutschland-bestellt-astrazeneca-impfstoff/, abgerufen am 3.1.2021.
65 KURIER (2020), *Coronavirus: Österreich will Impfstoff für acht Millionen Menschen*, in: KURIER vom 27.8.2020, https://kurier.at/wissen/gesundheit/coronavirus-oesterreich-will-impfstoff-fuer-acht-millionen-menschen/401013422, abgerufen am 3.1.2021.
66 SRF (2020), *Bund bestellt 5,3 Millionen Impfdosen – und hofft auf Zulassung*, in: SRF vom 16.10.2020, https://www.srf.ch/news/schweiz/vertrag-mit-astrazeneca-bund-bestellt-5-3-millionen-impfdosen-und-hofft-auf-zulassung, abgerufen am 3.1.2021.
67 Tristan Fiedler (2020), *Niemand weiß, ob er wirkt: Warum trotzdem gerade ein Coronaimpfstoff aus Oxford millionenfach vorproduziert wird*, in: Business Insider vom 9.6.2020, https://www.businessinsider.de/wissenschaft/corona-impfstoff-aus-oxford-wird-millionenfach-in-indien-vorproduziert/, abgerufen am 3.1.2021.
68 Future Zone Technology News (2020), *Unerprobter Corona-Impfstoff soll bald in Massenproduktion gehen*, in: Future Zone vom 6.6.2020, https://futurezone.at/science/unerprobter-corona-impfstoff-soll-bald-in-massenproduktion-gehen/400933433, abgerufen am 10.1.2021.

69 Pedro Folegatti, Katie Ewer, Parvinder Aley und Mitarbeiter (2020), *safety and immunogenity of the ChAdOx1 vaccine against SARS-CoV-2: a preliminary report of phase 1/2*, in: The Lancet 396 (10249), S. 467–478, DOI 10.1016/S0140-6736(20)31604-4, https://www.thelancet.com/journals/lancet/article/PIIS0140-6736(20)31604-4/fulltext, abgerufen am 3.1.2021.

70 Hartmut Ehrlich, Borislava Pavlova, Sandor Fritsch und Mitarbeiter (2003), *Randomized, phase II dose-finding studies of a modified tick-borne encephalitis vaccine: evaluation of safety and immunogenicity*, in: Vaccine, 22 (2), S. 217–223, DOI 10.1016/s0264-410x(03)00563-2, https://pubmed.ncbi.nlm.nih.gov/14615149/, abgerufen am 5.1.2021.

71 Nicky Phillips, David Cyranoski und Simriti Mallapaty (2020), *A leading coronavirus vaccine trial is on hold: scientists react*, in: Nature vom 9.9.2020, https://www.nature.com/articles/d41586-020-02594-w, abgerufen am 5.1.2021.

72 David Cyranoski und Simriti Mallapaty (2020), *Scientists relieved as coronavirus vaccine trial restarts – but question lack of transparency*, in: Nature vom 14.9.2020, https://www.nature.com/articles/d41586-020-02633-6, abgerufen am 5.1.2021.

73 Simriti Mallapaty und Heidi Ledford (2020), *COVID-vaccine results are on the way – and scientists' concerns are growing*, in: Nature vom 25.9.2020, https://www.nature.com/articles/d41586-020-02706-6, abgerufen am 5.1.2021.

74 Merryn Voysey, Sue Ann Costa Clemens, Shabir Madhi und Mitarbeiter (2020), *Safety and efficacy of the ChAdOx1 vaccine (AZD1222) against SARS-CoV-2: an interim analysis of four randomised controlled trials in Brazil, South Africa and the UK*, in: The Lancet vom 8.12.2020, DOI 10.1016/S0140-6736(20)32661-1, https://www.thelancet.com/jouRNAls/lancet/article/PIIS0140-6736(20)32661-1/fulltext , abgerufen am 5.1.2021.

75 Englisches Originalzitat: »A case of transverse myelitis was reported 14 days after ChAdOx1 nCoV-19 booster vaccination as being possibly related to vaccination, with the independent neurological committee considering the most likely diagnosis to be of an idiopathic, short segment, spinal cord demyelination.«

76 Englisches Originalzitat: »One case that occurred 10 days after a first vaccination with ChAdOx1 nCoV-19 was initially assessed as possibly related, but later considered unlikely to be related by the site investigator when further investigation revealed pre-existing, but previously unrecognised, multiple sclerosis.«

77 K. Mitani und S. Kubo (2002), *Adenovirus as an integrating vector*, in: Current Gene Therapy, 2 (2), S. 135-144, DOI 10.2174/1566523024605591, https://pubmed.ncbi.nlm.nih.gov/12109211/, abgerufen am 17.1.2021.

78 Siegfried Hofmann (2020), *Bill und Melinda Gates investieren in deutsche Biotechfirma BioNTech*, in: Handelsblatt vom 4.9.2019, https://www.handelsblatt.com/technik/medizin/hiv-und-tuberkulose-impfstoffe-bill-und-melinda-gates-investieren-in-deutsche-biotechfirma-biontech/24978960.html?ticket=ST-26690282-rdl5SBwZWnvrEgyGX5F3-ap6, abgerufen am 5.1.2021.

79 Zitat EMA: »1 Dosis (0,3 ml) enthält 30 Mikrogramm COVID-19-mRNA-Impfstoff (eingebettet in Lipid-Nanopartikel).« Quelle: European Medicines Agency (2020), *Produktinformation zum Impfstoff von BioNTech, Anhang 1: Zusammenfassung der Merkmale des Arzneimittels*, in EMA vom Dezember 2020, https://www.ema.europa.eu/en/documents/product-information/comirnaty-epar-product-information_de.pdf, abgerufen am 10.1.2021.

80 Edward Walsh, Robert Frenck, Ann Falsey und Mitarbeiter (2020), *Safety and Immunogenicity of two RNA based COVID-19-vaccine candidates*, in: New England Journal of Medicine, 383, S. 2439–2450, DOI 10.1056/NEJMoa2027906, https://www.nejm.org/doi/10.1056/NEJMoa2027906, Link zum Diagramm 3: https://www.ncbi.nlm.nih.gov/pmc/articles/PMC7583697/figure/f3/, abgerufen am 10.1.2021.

81 Englisches Originalzitat: »Short-lived decreases in postvaccination lymphocyte counts had no associated clinical effect, were observed across the age groups, and probably reflect a temporary redistribution of lymphocytes from the bloodstream to lymphoid tissues as a functional response to immune stimulation by the vaccine.«

82 Fernando Polack, Stephen Thomas, Nicholas Kitchin und Mitarbeiter (2020), *Safety and efficacy of the BNT162b2 mRNA COVID-19 vaccine*, in: New England Journal of Medicine, 383, 2603-2615, DOI 10.1056/NEJMoa2034577, https://www.nejm.org/doi/full/10.1056/NEJMoa2034577?query=RP, abgerufen am 10.1.2021.

83 Eric Rubin und Dan Longo (2020), *SARS-CoV-2 vaccination – an ounce (actually, much less) of prevention*, in: New England Journal of Medicine, 383, S. 2677–2678, DOI 10.1056/NEJMe2034717, https://www.nejm.org/doi/full/10.1056/NEJMe2034717, abgerufen am 5.1.2021.

84 Englisches Originalzitat: »Important questions of course remain. Only about 20,000 people have received this vaccine. Will unexpected safety issues arise when the number grows to millions and possibly billions of people? Will side effects emerge with longer follow-up? Implementing a vaccine that requires two doses is challenging. What happens to the inevitable large number of recipients who miss their second dose? How long will the vaccine remain effective? Does the vaccine prevent asymptomatic disease and limit transmission? And what about the groups of people who

were nicht represented in this trial, such as children, pregnant women, and immunocompromised patients of various sorts?«

85 Jop de Vrieze (2020), *Suspicions grow that nanoparticles in Pfizer's COVID-19 vaccine trigger rare allergic reactions*, in: Science Magazine vom 21.12.2020, https://www.sciencemag.org/news/2020/12/suspicions-grow-nanoparticles-pfizer-s-covid-19-vaccine-trigger-rare-allergic-reactions, abgerufen am 5.1.2021.

86 Helen Branswell (2020), *A guide to who can safely get the Pfizer/BioNTech COVID-19 vaccine*, in: Stat News Health vom 14.12.2020, https://www.statnews.com/2020/12/14/a-guide-to-who-can-safely-get-the-pfizer-biontech-covid-19-vaccine/?fbclid=IwAR0dWFDLqIdCC-qLteYkFeGbxi6eUf_eRwA-COALNsA25YKQmci3oC1qHDq4, abgerufen am 10.1.2021.

87 Lisa Jackson, Evan Anderson, Nadine Rouphael und Mitarbeiter (2020), *An mRNA vaccine against SARS-CoV-2 – preliminary report*, in: New England Journal of Medicine, 383, S. 1920–1931, DOI 10.1056/NEJMoa2022483, https://www.nejm.org/doi/full/10.1056/nejmoa2022483, abgerufen am 11.1.2021.

88 Theo Dingermann (2020), *Mehr Details zum Moderna-Impfstoff*, Pharmazeutische Zeitung vom 21.12.2020, https://www.pharmazeutische-zeitung.de/mehr-details-zum-moderna-impfstoff-122670/, abgerufen am 11.1.2021.

89 Zack Anchors (2020), *Gates Foundation bets big on Moderna's mRNA technology*, in: Drug Discovery News vom 9.3.2016, https://www.drugdiscoverynews.com/gates-foundation-bets-big-on-moderna-s-mrna-technology-10450, abgerufen am 5.1.2021.

90 Bill und Melinda Gates Foundation (2015), *Press Room*, CureVac, https://www.gatesfoundation.org/Media-Center/Press-Releases/2015/03/CureVac-Collaboration, abgerufen am 5.1.2021.

91 Peter Brors und Siegfried Hofmann (2020), *Dietmar Hopp will mit CureVac »Rennen um besten Impfstoff gewinnen«*, https://www.handelsblatt.com/unternehmen/management/der-risikoinvestor-dietmar-hopp-will-mit-curevac-rennen-um-besten-impfstoff-gewinnen/26154156.html?ticket=ST-26741615-fnlSt0wxIS0g9HOtHTya-ap6, abgerufen am 5.1.2021.

92 Apotheke Adhoc (2020), https://www.apotheke-adhoc.de/nachrichten/detail/coronavirus/curevac-will-ethische-marge-erzielen-corona-impfstoff/, abgerufen am 5.1.2021.

93 Finanzen.net (2020), *CureVac glückt Börsengang: CureVac-Aktie mit fulminanter Erstnotiz – Aktie + 250 Prozent*, in: Finanzen.net vom 15.8.2020, https://www.finanzen.net/nachricht/aktien/ipo-an-der-nasdaq-curevac-glueckt-boersengang-curevac-aktie-mit-fulminanter-erstnotiz-aktie-250-prozent-9193522, abgerufen a, 5.1.2021.

94 Bill & Melinda Gates Foundation (2018), *Inovio Pharmaceuticals Inc.*, https://www.gatesfoundation.org/How-We-Work/Quick-Links/Grants-Database/Grants/2018/10/OPP1201239, abgerufen am 5.1.2021.
95 Darrell Etherington (2020), *A second potential COVID-19 vaccine, backed by Bill and Melinda Gates, is entering human testing*, in: The Crunch vom 6.4.2020. https://techcrunch.com/2020/04/06/a-second-potential-covid-19-vaccine-backed-by-bill-and-melinda-gates-is-entering-human-testing/?guccounter=1&guce_referrer=aHR0cHM6Ly93d3cuZ29vZ2xlLmF0Lw&-guce_referrer_sig=AQAAAJPf4PmjmkNwClSmF4Fsk0Ew_VyJ4Zz6H-H6vzBwm5QoBpWW3C2Ta7MGbv9-IbpvvEspbp_ulSK-BYWGbDS-TF4E_h_2WoZJbqmH25jzNEj0TE4Au7sC0nYbfAq2oM2f2SCwV-N_FjDnnPn71ZlnTyAB6ENDjP6t_oc_lTNi-lpu9W, abgerufen am 5.1.2021.
96 Wayne Duggan (2020), *Inovio-Aktien: Steigen aufgrund positiver Daten, 27.12.2020*, in: Finanztrends https://www.finanztrends.info/inovio-aktien-steigen-aufgrund-positiver-daten/, abgerufen am 5.1.2021.
97 Der Arzneimittelbrief (2020), *Zur Entwicklung genetischer Impfstoffe gegen SARS-CoV-2: technologische Ansätze sowie klinische Risiken als Folge verkürzter Prüfphasen*, in: Der Arzneimittelbrief, Jahrgang 54, Nr. 11, Berlin, November 2020, S. 85–89.
98 John Ioannidis (2020), *Infection fatality rate of COVID-19 inferred from seroprevalence data*, in: Bulletin of the World Health Organization vom 14.10.2020, Artikel-ID: BLT.20.265892, https://www.who.int/bulletin/online_first/BLT.20.265892.pdf, abgerufen am 13.1.2021
99 Der Arzneimittelbrief, *In eigener Sache*, in: Der Arzneimittelbrief: unabhängige Arzneimittelinformationen, https://www.der-arzneimittelbrief.at/at/Ueber_uns.aspx, abgerufen am 13.1.2021.
100 Englisches Originalzitat: »There was no difference in the amount of viral RNA detected from this site [nasal secretion] in the vaccinated monkeys as compared to the unvaccinated animals. Which is to say, all vaccinated animals were infected.« Haseltine W. (2020), *Did the Oxford Covid vaccine work in monkeys? Not really*, in: Forbes vom 16.5.2020, www.forbes.com/sites/williamhaseltine/2020/05/16/did-the-oxford-covid-vaccine-work-in-monkeys-not-really/, abgerufen am 13.1.2021.
101 Dormalen N., Lambe T., Spencer A. und Mitarbeiter (2020), *ChAdOx1 nCoV-19 vaccine prevents SARS-CoV-2 pneumonia in rhesus macaques*, in: Nature vom 3.7.2020, www.nature.com/articles/s41586-020-2608-y, abgerufen am 13.1.2021.
102 Haseltine W. (2020), *Did the Oxford Covid vaccine work in monkeys? Not really*, in: Forbes vom 16.5.2020, www.forbes.com/sites/williamhaseltine/2020/05/16/did-the-oxford-covid-vaccine-work-in-monkeys-not-really/ und

Dormalen N., Lambe T., Spencer A. und Mitarbeiter (2020), *ChAdOx1 nCoV-19 vaccine prevents SARS-CoV-2 pneumonia in rhesus macaques*, in: Nature vom 3.7.2020, www.nature.com/articles/s41586-020-2608-y, jeweils abgerufen am 13.1.2021

103 Englisches Originalzitat: »A lot of people are thinking that once they get vaccinated, they're not going to have to wear masks anymore. It's really going to be critical for them to know if they have to keep wearing masks, because they could still be contagious.« Apoorva Mandavilli (2020), *Here's why vaccinated people still need to wear a mask*, in: The New York Times vom 9.12.2020, https://www.nytimes.com/2020/12/08/health/covid-vaccine-mask.html, abgerufen am 18.1.2021.

104 Peter Doshi (2020), *Will COVID-19 vaccines safe lives? Current trials aren't designed to tell us*, in: British Medical Journal, 371, m4037, https://www.bmj.com/content/371/bmj.m4037, abgerufen am 5.1.2021.

105 Englische Originalzitate: »Our trial will not demonstrate prevention of transmission, because in order to do that you have to swab people twice a week for very long periods [...]. Neither of these, I think, are acceptable in the current public need for knowing expeditiously that a vaccine works.«

106 Stern (2020), *Corona-Impfstoff: Darum hat BioNTech-Gründer Sahin sich selbst noch nicht geimpft*, in: Stern vom 9.12.2020, https://www.stern.de/gesundheit/impfstoff--darum-hat-biontech-gruender-sahin-sich-noch-nicht-geimpft--video--9524676.html?fbclid=IwAR1U57RKtJctn6zBeV03t4uVRt-8ecbbtjEQgk7fE7mdyeEXnmzBzDSiVuMw, abgerufen am 13.1.2021.

107 Englisches Originalzitat: »I was delighted to finally read some sensible journalistic challenges to the matters surrounding a covid-19 vaccine.1 I waited for further probing articles in the medical and national press, hoping there would be a genuine discussion on the many unanswered questions surrounding a vaccine.« Hamish Duncan (2020), *COVID-19 vaccine: we are sleepwalking into a massive prospective cohort study*, in: British Medical Journal, 371, m4568, DOI 10.1136/bmj.m4568, https://www.bmj.com/content/371/bmj.m4568.full, abgerufen am 13.1.2021.

108 Peter Doshi (2021), *Pfizer's and Moderna's »95% effective vaccines«: we need more details and the raw data«*, in: British Medical Journal Opinion vom 4.1.2021, https://blogs.bmj.com/bmj/2021/01/04/peter-doshi-pfizer-and-modernas-95-effective-vaccines-we-need-more-details-and-the-raw-data/?utm_source=facebook&utm_medium=social&utm_term=hootsuite&utm_content=sme&utm_campaign=usage&fbclid=IwAR00W-FWPK73uoxCBVMtf5vA6H_NqJXUSATunD3HSOytArw-pukVj8rcdmrQ, abgerufen am 13.1.2021.

109 Englisches Originalzitat: »But these numbers were dwarfed by a category of disease called ›suspected covid-19‹«.

110 Imaging Technology News (2020), *COVID-19 genetic PCR tests give false negative results if used too early*, in: ITN vom 10.6.2020, https://www.itnonline.com/content/covid-19-genetic-pcr-tests-give-false-negative-results-if-used-too-early, abgerufen am 13.1.2021.
111 Englisches Originalzitat: »With 20 times more suspected than confirmed cases, this category of disease cannot be ignored simply because there was no positive PCR test result. Indeed this makes it all the more urgent to understand. A rough estimate of vaccine efficacy against developing covid-19 symptoms, with or without a positive PCR test result, would be a relative risk reduction of 19%.«
112 Fernando Polack, Stephen Thomas, Nicholas Kitchin und Mitarbeiter (2020), *Safety and efficacy of the BNT162b2 mRNA COVID-19 vaccine*, in: New England Journal of Medicine, 383, 2603-2615, https://www.nejm.org/doi/full/10.1056/NEJMoa2034577?query=RP, abgerufen am 13.1.2021.
113 William Haseltine (2020), *Beware of COVID-19 vaccine trials designed to succeed from the start*, in: William Haseltine online vom September 2020 https://www.williamhaseltine.com/beware-of-covid-19-vaccine-trials-designed-to-succeed-from-the-start/, und Washington Post vom 22.9.2020, https://www.washingtonpost.com/gdpr-consent/?next_url=https%3a%2f%2fwww.washingtonpost.com%2fopinions%2f2020%2f09%2f22%2fbeware-covid-19-vaccine-trials-designed-succeed-start%2f, jeweils abgerufen am 13.1.2021.
114 Doha Madani (2020), *Many front-line workers refuse COVID vaccines as distribution rollout struggles*, in: NBC News vom 31.12.2020, https://www.nbcnews.com/news/us-news/many-frontline-workers-refuse-covid-19-vaccines-distribution-rollout-struggles-n1252617, abgerufen am 13.1.2021.
115 Englisches Originalzitat: »There is a possibility that these common adverse reactions, that are not dangerous in fitter, younger patients and are not unusual with vaccines, may aggravate underlying disease in the elderly.« Ingrid Torjesen (2021), COVID-19: *Norway investigates 23 deaths in frail elderly patients afters vaccination*, in: British Medical Journal, 372: n149, DOI 10.1136/bmj.n149, https://www.bmj.com/content/372/bmj.n149, abgerufen am 18.01.2021.